Dr. Franz Wagner

Akupressur leicht gemacht

Lebensenergie anregen und harmonisieren.

Wirksame Selbsthilfe bei Schmerzen, Behandlung akuter und chronischer Beschwerden.

Beschwerdebilder von A bis Z, Behandlungspunkte und Massage-Anleitung in Übersichten.

*Für Anneliese und Gaston,
die mich zur Quelle meiner Kraft geführt haben.*

Wichtiger Hinweis

Die von den Autoren der Reihe GU Ratgeber Leben vertretenen Auffassungen weichen teilweise von der allgemein anerkannten medizinischen Wissenschaft ab. Jeder Leser ist aufgefordert, in eigener Verantwortung zu entscheiden, ob und inwieweit das in diesem Buch dargestellte Naturheilverfahren für ihn eine Alternative oder Ergänzung zur Schulmedizin ist.
Wenn Sie eine medizinische Therapie mit Akupressur unterstützen wollen, sprechen Sie vorher unbedingt mit Ihrem Arzt. Prüfen Sie auf jeden Fall, ob alle Behandlungsvoraussetzungen (→ Seite 14 bis 17) erfüllt sind.
In diesem Buch sind ausschließlich in der Praxis bewährte Anleitungen gegeben. Es ist jedoch in einem Ratgeber nicht möglich, auf jeweils ganz persönliche Probleme einzugehen. Jeder Mensch reagiert etwas anders, auch hängt der Erfolg von dem Geschick und der Sorgfalt bei der Durchführung der Behandlung ab. Selbstbehandlung erfordert ein hohes Maß an Eigenverantwortung. Diese kann Ihnen weder der Autor noch der Verlag abnehmen.

Inhalt

Einführung 5
Mit Akupressur naturgemäß heilen 5
Hilfe aus eigener Lebenskraft 6
Urformen der Akupressur 7
Hinweise zur Benutzung dieses Buches 8

Über die Behandlung 9
Die Energiebahnen des Körpers 9
Punktarten und ihre Wirkung 12
So finden Sie den Behandlungspunkt 13
Die Grifftechniken 14
Bei der Behandlung zu beachten 15
Möglichkeiten und Grenzen der Selbstbehandlung 16

Akupressieren leicht gemacht 18
Beschwerdebilder – Behandlungspunkte – Grifftechnik 18
Behandlungsregeln 19
Angstzustände 20
Appetitlosigkeit 22
Atembeschwerden 23
Bauchschmerzen 24
Beinschmerzen 25
Bettnässen 26
Blasenstörungen 27
Bluthochdruck 28
Blutniederdruck 29
Durchblutungsstörungen 30
Durchfall 31
Ellbogenschmerzen 32
Erkältungen 33
Gallenblasen-Funktionsstörungen 34
Gelenkschmerzen 35

Inhalt

Halsschmerzen 36
Hämorrhoiden 37
Husten 38
Ischiasprobleme (Hexenschuß) 39
Knieschmerzen 40
Konzentrationsschwäche 41
Kopfschmerzen, Migräne, Stirnkopfschmerzen 42
Magen-Darm-Störungen 46
Menstruationsbeschwerden 48
Müdigkeit 49
Nasenbluten 50
Nasennebenhöhlen-Entzündung 51
Nervosität, Neurasthenie 52
Nikotinabhängigkeit 53
Prostatabeschwerden 54
Reisekrankheit, Seekrankheit 55
Rheumatische Beschwerden 56
Rückenschmerzen 57
Schlafstörungen 58
Schmerzen als Krankheitsbild 59
Schnupfen, Heuschnupfen 60
Sexualstörungen 61
Stottern 62
Übergewicht 63
Vegetative Störungen, vegetative Dystonie 64
Verstopfung 65
Wechseljahr-Beschwerden 66
Wirbelsäulenprobleme, Schulter-Arm-Schmerz 67
Zahnschmerzen 68

Wissenswertes über Akupressur 69

Akupressur und Akupunktur 69
Die chinesische Energielehre 72
Wie wirkt Akupressur? 74

Zum Nachschlagen 77

Bücher, die weiterhelfen 77
Beschwerden- und Sachregister 78

Einführung

Mit Akupressur naturgemäß heilen

Jede Heilung, mag sie noch so wunderbar erscheinen, ist Ausdruck der Stärke unserer Lebenskraft. Und unsere Lebenskraft können wir steuern – sie je nach Bedarf stärken oder beruhigen – mit Hilfe der Akupressur*, einer der ältesten und bewährtesten natürlichen Heilmethoden, die entstanden ist aus der jahrtausendealten chinesischen Heilmassage.

Bewährt seit Jahrtausenden

Das, was uns an dieser Heilmethode fremdartig anmuten mag, ist die Betrachtungsweise, wie sie allen fernöstlichen Heilmethoden eigen ist – übrigens auch jener, die von den Ärzten der Antike begründet wurde: *Der Mensch wird als Körper-Seele-Geist-Einheit gesehen;* Beschwerden werden niemals losgelöst von dieser Einheit, sondern stets im körperlich-seelisch-geistigen Zusammenhang behandelt. Wie ist das zu verstehen?

Wir alle kennen es: Wenn wir müde sind, brauchen wir Schlaf, wenn wir zuviel Energie haben, verlangt es uns nach Bewegung. *Wir fühlen uns nur wohl, solange die in uns wirksamen Kräfte ausgewogen sind.* Gerät diese Harmonie aus dem Gleichgewicht, dann fühlen wir uns unwohl oder krank. Die einander entgegenwirkenden und einander ergänzenden Kräfte in uns streben ständig das Gleichgewicht an – einen Zustand, der allerdings niemals vollständig erreicht wird. Aber diese Kräfte sind ständig im Fluß, sind in dauernder Bewegung; und Bewegung ist das Prinzip des Lebens.

Streben nach Gleichgewicht

Auf diesem Hintergrund bekommen Gesundheit und Krankheit einen anderen Stellenwert als den uns geläufigen: *Gesundheit ist das ständige Ringen der Lebenskräfte in uns um Ausgewogenheit.* Werden diese Bestrebungen durch irgend etwas blockiert, dann geraten wir in einen unausgewogenen Zustand, der sich in körperli-

---

* *Acus* = Spitze, Nadel oder Punkt; *premere, pressum* = drücken; *Akupressur* = Punkt-Drücken.

chen Beschwerden äußert – dann sind wir krank. Ursache einer Krankheit also ist das Ungleichgewicht der Lebenskräfte in uns.

Blockierte Energien freisetzen

Mit Akupressur können wir auf das Fließen unserer Lebensenergie einwirken, über bestimmte Schaltzentren fehlgeleitete Energie steuern, blockierte Energien freisetzen. *Mit Akupressur werden also nicht die Anzeichen einer Krankheit, es wird vielmehr die Krankheitsursache behandelt.* Überall dort, wo die Ursache einer Störung in einem Ungleichgewicht der Lebenskräfte zu suchen ist, können mit Akupressur Gesundheitsstörungen und Beschwerden sehr wirkungsvoll beeinflußt werden.

Hilfe aus eigener Lebenskraft

Mit der Akupressur (auch Druckpunktmassage genannt) verfügen wir über eine natürliche Heilmethode, die unsere Lebensenergien beeinflußt. Akupressur macht es uns möglich, mit körpereigenen Kräften selbst für unser Wohlbefinden zu sorgen – uns aus eigener Kraft selbst zu helfen.

Zuverlässig, ohne Nebenwirkungen

Akupressur ist eine natürliche, ursprüngliche, sehr zuverlässig wirkende und fast völlig schmerzfreie Methode zur Behandlung von Störungen des körpereigenen Energiehaushalts, die sich in den verschiedensten Formen äußern können. *Akupressur kann jeder anwenden;* der Behandlungserfolg ist nicht an bestimmte medizinische Vorkenntnisse gebunden; bei der Anwendung sind keine schädigenden Nebenwirkungen zu befürchten. *Diese Heilmethode ist ohne alle technischen Hilfsmittel, mit einem geringen Aufwand und in fast jeder Situation anwendbar.* Kennt man einmal die Akupressur-Punkte und die ihnen zugeordneten Wirkungen, lassen sich körperliche Störungen über die Massage dieser Punkte rasch beseitigen.

Akupressur für jeden

Mit Akupressur haben Sie es buchstäblich »in der Hand«, eigenverantwortlich für Ihr Wohlbefinden, für Ihre Gesundheit zu sorgen. Wenn Sie sich einmal mit der Lage der für Sie wichtigen Punkte vertraut gemacht haben, werden Sie diese Stellen kaum mehr verfehlen. Fast jeder kennt Beschwerden wie Kopfschmerzen, Verspannungen in der Halswirbelsäule oder Rückenschmerzen, Migräne, Halsweh oder Schnupfen und wünscht sich eine rasche, problemlose und vor allem nebenwirkungsfreie Hilfe. Die Akupressur kann diese Hilfe bieten – jedem von uns.

Notwendige Voraussetzung für den Erfolg einer Selbstbehandlung mit Akupressur ist die Bereitschaft, Verantwortung für die eigene

Gesundheit zu tragen. Die natürlichen Behandlungsmethoden gründen auf jahrtausendealten Erkenntnissen über die Ganzheitlichkeit des Menschen. *Wenn wir diese Erfahrungen zu nutzen verstehen, lernen wir gerade durch die Selbstbehandlung auch wieder, auf wichtige Signale unseres Körpers zu achten.* Nicht selten entwickelt sich ein neues, ein besseres Verhältnis zur eigenen Körperlichkeit aus den Erfahrungen einer Selbstbehandlung. Insofern ist die Akupressur im weitesten Sinn auch ein Weg zu sich und seiner Körperlichkeit. Heilung beginnt nach Ansicht Erfahrener dann, wenn der Behandelte Kontakt zu seinem Körper aufnimmt.

Natürliche Behandlungsmethode

Wichtig: Akupressur kann in keinem Fall eine medizinisch notwendige Behandlung ersetzen: Als natürliche Behandlungsmethode kann sie jedoch sinnvolle Ergänzung anderer Therapieformen sein. Wenn Sie bereits in ärztlicher Behandlung stehen und Ihre Beschwerden auch mit Akupressur behandeln wollen, sollten Sie sich unbedingt vorher mit dem Arzt Ihres Vertrauens beraten.

Beachten Sie bitte!

Urformen der Akupressur

In China wurde die Akupressur-Behandlung in ein System gebracht – Urformen der Akupressur aber finden wir in allen Kulturkreisen. In völkerkundlichen Studien wird von Bantustämmen berichtet, die Krankheiten damit kurieren, daß sie bestimmte Körperstellen ankratzen, und von einem Kannibalenstamm im brasilianischen Dschungel, bei dem Kranken durch ein Blasrohr kleine Pfeile auf bestimmte Körperpartien gesetzt wurden.

In allen Kulturkreisen zu finden

In Untersuchungen wird darüber berichtet, daß Kinder in verschiedenen Ländern der Erde bei Schmerzen spontan irgendwelche Körperstellen drücken, die mit der schmerzenden Stelle in keiner unmittelbaren Beziehung stehen, oft sogar weit von dieser entfernt sind. Jeder von uns kennt das nervöse Zupfen am Ohrläppchen, das Reiben mit dem Zeigefinger über die Nasenspitze oder das Drücken von Punkten rund um das Auge in angespannten Situationen oder im Zustand der Erschöpfung. Genauso ist das ungeduldige Trommeln mit den Fingerkuppen auf der Tischplatte ein Hinweis darauf, daß man nicht genügend Energien dort hat, wo man sie gerade benötigt.

Instinktive Selbsthife –

Auch bei Tieren können wir dieses Prinzip der Selbsthilfe beobachten: Bei organischen Leiden pressen sie bestimmte Körperstellen gegen Widerstände, legen sich auf Äste oder Steine, um Druck

– bei Mensch und Tier

gegen ihren Körper zu erzeugen und damit den Schmerz zu bekämpfen. Das alles legt die Vermutung nahe, daß die *Urformen der Akupressur eine Art instinktiver Selbsthilfe* sind, der sich Mensch und Tier unbewußt bedienen.

Hinweise zur Benutzung dieses Buches

Wichtige Voraussetzungen

Dieser Ratgeber ist eine Anleitung zur Selbsthilfe mit Akupressur. Alle Formen der naturgemäßen Selbstbehandlung setzen Eigeninitiative und Verantwortungsbewußtsein voraus sowie Geduld und Ausdauer in der Anwendung. Wenn Sie die Ratschläge und Behandlungshinweise dieses Buches befolgen, wird Ihnen Akupressur helfen, Beschwerden und Schmerzen des Alltags auf natürliche Weise zu heilen.

Grundkenntnisse

Im Kapitel *Über die Behandlung* (Seite 9) werden Grundkenntnisse vermittelt, die Ihnen – als Voraussetzung für den Erfolg der Selbstbehandlung – vertraut sein sollten. Dazu gehört das Wissen über die Energiebahnen des Körpers, die Punktarten mit ihren unterschiedlichen Wirkungen sowie das Beherrschen der Grifftechniken, die verständlich erläutert und in Zeichnungen (→ Seite 14) dargestellt sind. Sie erfahren, wie Sie zum Akupressur-Punkt am Körper finden und worauf Sie bei jeder Behandlung zu achten haben. Schließlich sind die Möglichkeiten und die Grenzen der Selbstbehandlung mit Akupressur aufgezeigt.

Anleitung zur Behandlung

Im Behandlungsteil des Buches – *Akupressieren leicht gemacht* (Seite 18) – finden Sie über fünfzig Beschwerdebilder mit genauen Anleitungen für die Selbstbehandlung mit Akupressur: Die Symptome eines jeden Beschwerdebildes sind verständlich erläutert, die wirksamen Akupressur-Punkte in Zeichnungen dargestellt mit knappen Angaben zur Grifftechnik, zu Dauer und Intensität der Behandlung. *Wissenswertes über Akupressur* (Seite 69) informiert über die Geschichte der Akupressur, die Grundprinzipien der chinesischen Energielehre und die Wirkungsweise von Akupressur.

Mit Hilfe des ausführlichen *Beschwerden- und Sachregisters* (Seite 78) finden Sie schnell zur richtigen Behandlung Ihrer Gesundheitsstörungen und Beschwerden.

Bücher, die weiterhelfen (Seite 77) ist eine Auflistung der weiterführenden Literatur zum Thema und ergänzender Literatur zum Thema Gesundheit allgemein.

Über die Behandlung

Entscheidend für Erfolg oder Mißerfolg der Akupressur als Selbsthilfemethode sind wenige, aber wichtige Dinge, mit denen Sie sich vor Beginn einer Selbstbehandlung vertraut machen müssen.
Mit dieser natürlichen Heilmethode behandeln Sie nicht die Anzeichen einer Krankheit, sondern die Krankheitsursache, die nach chinesischer Auffassung im gestörten Gleichgewicht der Lebenskräfte zu suchen ist (→ Seite 72). Mit Hilfe der Akupressur können Sie das Gleichgewicht, die Harmonie der körpereigenen Energien wieder herstellen. Halten Sie sich also immer vor Augen, daß Sie keine bloße Technik anwenden, sondern mit Ihren eigenen Körperenergien arbeiten!

Behandlung der Krankheitsursache

Die Energiebahnen des Körpers

Grundlage der chinesischen Heilkunde ist die Auffassung, daß nicht das reibungslose Funktionieren von Organen, Knochen, Muskeln, Nerven für die Gesundheit wichtig ist, sondern das freie und ungehinderte Fließen der Lebensenergie (CHI). Diese Energie zirkuliert in geschlossenen Bahnen im Körper und an der Körperoberfläche. Zu einer Gesundheitsstörung oder einer Krankheit kommt es durch die Schwächung oder die Blockade dieses Energieflusses – wenn nämlich ein Element der polaren Lebenskräfte über längere Zeit die Oberhand gewinnt und so der harmonische Ausgleich nicht mehr erreicht wird (→ auch Seite 72). Die Gründe für solche Störungen reichen von klimatischen Einflüssen über Verletzungen bis zu falscher Ernährung oder dauernder Überforderung.
Ziel der Akupressur ist es, über bestimmte Punkte auf den Energiebahnen Störungen des Energieflusses zu beheben.
Die Behandlung besteht also im wesentlichen in der Wiederherstellung des Energieausgleichs: Dort, wo ein Energiestau ist, wird Energie abgeleitet; dort, wo Energie fehlt, wird sie zugeführt. Die körperlichen Symptome, obwohl Orientierung bei der Behandlung, sind

Das Fließen der Lebensenergie

Die Energiebahnen des Körpers

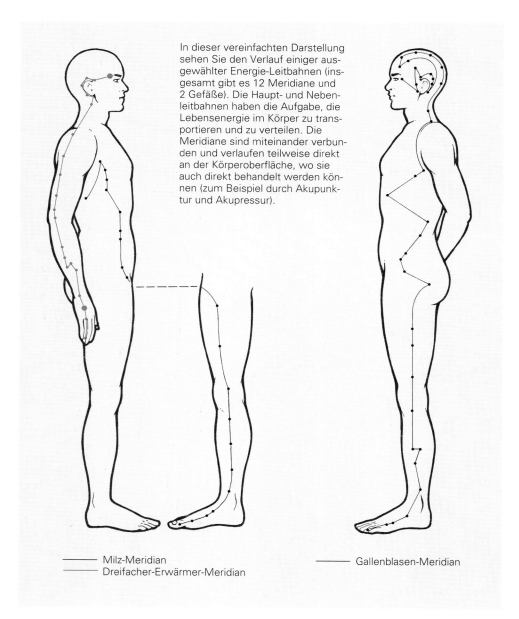

In dieser vereinfachten Darstellung sehen Sie den Verlauf einiger ausgewählter Energie-Leitbahnen (insgesamt gibt es 12 Meridiane und 2 Gefäße). Die Haupt- und Nebenleitbahnen haben die Aufgabe, die Lebensenergie im Körper zu transportieren und zu verteilen. Die Meridiane sind miteinander verbunden und verlaufen teilweise direkt an der Körperoberfläche, wo sie auch direkt behandelt werden können (zum Beispiel durch Akupunktur und Akupressur).

——— Milz-Meridian
——— Dreifacher-Erwärmer-Meridian

——— Gallenblasen-Meridian

Die Energiebahnen des Körpers

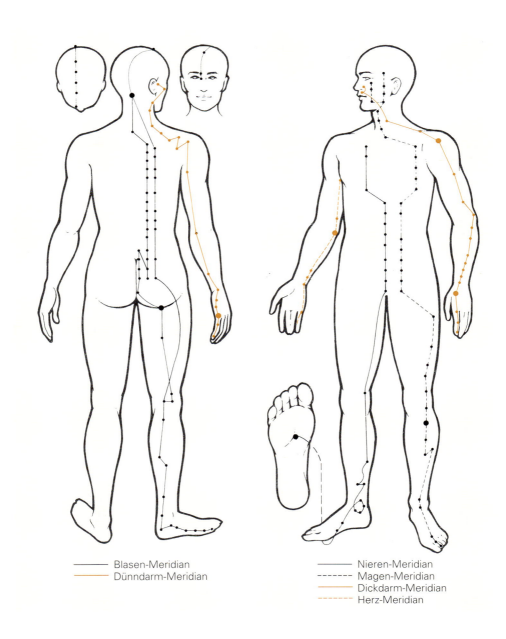

——— Blasen-Meridian
——— Dünndarm-Meridian

——— Nieren-Meridian
- - - - Magen-Meridian
——— Dickdarm-Meridian
- - - - Herz-Meridian

Punktarten und ihre Wirkung

Behandlungspunkte auf den Energiebahnen

lediglich ein Hinweis darauf, welche Energiebahnen im Körper gestört sein könnten.
Fast alle Punkte für die Akupressur-Behandlung liegen auf diesen Energiebahnen, auch Meridiane* genannt; einige Spezialpunkte liegen außerhalb (→ Abbildung, Seite 10/11).

Punktarten und ihre Wirkung

Die Akupressur kommt, im Vergleich zur Akupunktur, mit relativ wenigen Punkten aus, die in der Regel mit der Kuppe des Zeige- oder Mittelfingers oder des Daumens akupressiert werden (→ Seite 14).
Die verschiedenen Punkte lösen unterschiedliche Reaktionen aus; der Energiesituation des Körpers und dem damit verbundenen Beschwerdebild entsprechend werden Punkte mit beruhigender, dämpfender (sedierender) Wirkung oder solche mit aktivierender, belebender, aufbauender (tonisierender) Wirkung gereizt. Für vorbeugende Behandlungen eignen sich die Harmonisierungspunkte sehr gut. Wir unterscheiden folgende Punktarten:

Energie harmonisieren

Harmonisierungspunkte: Sie liegen am Anfang und am Ende jeder Energiebahn und haben die Funktion, die Energien in allen zugeordneten Organen und Organgruppen zu harmonisieren.

Anregungspunkte (Tonisierungspunkte): Auf jeder Energiebahn gibt es immer nur einen Anregungspunkt. Durch die Behandlung des Anregungspunktes werden im Falle eines Kräftemangels Energie und Aktivität mobilisiert. (Eine solche Energiezufuhr wird Tonisierung genannt.) Über den Anregungspunkt können auch Kraftreserven freigesetzt werden.

Energieüberfluß ableiten

Beruhigungspunkte (Sedierungspunkte): Diese Punkte werden bei allen Überfunktionen (Energieüberfluß) und bei vielen Formen eines gestörten Verhältnisses von Spannung und Entspannung behandelt. Die Reizung von Beruhigungspunkten hat energieableitende Wirkung.

---

* Es gibt sechs Yin- und sechs Yang-Meridiane, jeweils paarig auf der linken und der rechten Körperhälfte angeordnet, und zwei Gefäße. Über den genauen Verlauf der Energiebahnen informieren Lehrbücher der Akupunktur (→ Seite 77). Bei der Akupunktur wird über die Reizung mit Gold-, Silber- oder Stahlnadeln das Gleichgewicht der Kräfte Yin und Yang wiederhergestellt. Bei der Moxa-Therapie (Moxibustion) geschieht diese Reizung durch Abbrennen von kleinen Heilkräuterkegeln über den Punkten (Wärmeeinwirkung).

Spezialpunkte: Sie liegen in der Regel außerhalb der Energiebahnen und haben bei bestimmten Störungen große Wirksamkeit.
Alarmpunkte: Für den Akupressurerfahrenen interessante Punkte mit einer Doppelfunktion als Diagnose- und Erste-Hilfe-Punkte.

So finden Sie den Behandlungspunkt

Für den Erfolg der Behandlung ist es wichtig, daß Sie das Zentrum eines jeden Akupressur-Punktes behandeln. Über die Lage des Punktes orientieren Sie sich mit Hilfe der Zeichnungen, die jedem Beschwerdebild zugeordnet sind. Beim Lokalisieren des Punktes an Ihrem Körper brauchen Sie – im wahren Sinne des Wortes – Fingerspitzengefühl.

Wichtig: Fingerspitzengefühl

Tasten Sie den kleinen Bereich, in dem sich der Punkt befinden muß, aufmerksam ab. Dabei werden Sie schnell merken: Es gibt jeweils eine ganz bestimmte Stelle, bei der Sie sportan das Gefühl haben, daß es die richtige ist. Diese Stelle unterscheidet sich oft in der Gewebestruktur von der Umgebung – Sie spüren eine kleine Einbuchtung oder eine leichte Veränderung der Gewebsfestigkeit. Manchmal ist die richtige Stelle bei Druck auch etwas schmerzempfindlicher als die Umgebung.

Beachten Sie bitte bei Partnerbehandlung: Bei Angaben über Entfernungen (beispielsweise Fingerbreiten = *Querfinger*) sind immer die Maße des Behandelten ausschlaggebend!

Auf dem Markt gibt es hochentwickelte Such- und Punktmassage-Geräte, die hauptsächlich über den elektrischen Hautwiderstand im Punktbereich funktionieren. Sie sind meist so konstruiert, daß über dem gesuchten Punkt ein Lämpchen aufleuchtet oder sich automatisch ein kleines Schwingungsmassage-Gerät einschaltet. Diese Geräte sind zwar problemlos anzuwenden, aber teuer.

Technische Geräte

Ich möchte ausdrücklich darauf hinweisen, daß die menschliche, die einfühlsame und spürende Hand durch kein technisches Gerät zu ersetzen ist.

Die Grifftechniken

Neben jedem zur Behandlung empfohlenen Akupressur-Punkt finden Sie eine Anleitung zur Grifftechnik in Kurzform; im folgenden stelle ich Ihnen die einzelnen Grifftechniken vor:

Drücken ist die häufigste Art, einen Punkt auf den Energiebahnen zu beeinflussen.
Akupressiert wird mit der Fingerkuppe des Daumens, des Zeige- oder des Mittelfingers. Die Fingerkuppe wird ins Zentrum des Punktes gesetzt, dann wird im Uhrzeigersinn kreisend massiert. Der Finger macht zwei bis drei Kreisbewegungen pro Sekunde, wobei er sich in festem Kontakt mit der Haut um den Punkt bewegt.
Die Punkte an den Nagelfalzwinkeln an Füßen und Händen sind sehr gut mit Hilfe eines Akupressurstäbchens aus Akazienholz oder Kupfer zu behandeln.
Bei *akuten Schmerzen* und bei *Erstbehandlungen* akupressieren Sie die Punkte durch *leichte, kreisende Massage.* Bei *chronischen Beschwerden,* aber gutem Allgemeinzustand, akupressieren Sie mit *mittelstarkem Druck.* Nur *in Ausnahmefällen* ist die *starke Akupressur* mit dem Daumen angezeigt (jeweils im Beschwerdebild angegeben).

Punktieren. Am Behandlungspunkt werden mit dem Zeige- oder dem Mittelfinger Klopf- oder Stoßbewegungen durchgeführt.

Schieben. Mit dem Zeige- oder dem Mittelfinger werden Schiebebewegungen entlang einer Linie oder Zone durchgeführt. Der massierende Finger soll dabei möglichst gestreckt sein.
Schieben in proximaler Richtung (dem zentralen Teil eines Körpergliedes beziehungsweise der Körpermitte zu) wirkt stärkend und aufbauend, während Schieben in distaler Richtung (von der Körpermitte nach außen oder an den Extremitäten zu den Fingern oder Zehen hin) abschwächend und energieableitend wirkt.

Teilen und Vereinigen. Dabei machen beide Daumen, ausgehend vom Behandlungspunkt, Schiebebewegungen vom Akupressurpunkt nach außen beziehungsweise treffen von außen nach innen schiebend auf dem Behandlungspunkt zusammen.

Bei der Behandlung zu beachten

- Nicht akupressieren sollten Sie bei großer Müdigkeit, unmittelbar nach dem Essen und nach Alkoholgenuß.
- Führen Sie die Behandlung in einem warmen, gut gelüfteten Raum durch; Wärme und gute Luft wirken entspannend.
- Sie brauchen Ruhe für die Behandlung – weder Fernseher oder Radio noch Tür- oder Telefon-Klingel sollten Sie stören.
- Akupressieren Sie niemals unter Zeitdruck; wenn Sie sich gehetzt fühlen, verspannen Sie sich.
- Der Körperteil, den Sie behandeln wollen, sollte auf einer stabilen Unterlage ruhen; so ist garantiert, daß der Druck, den Sie bei der Behandlung ausüben, sicher und gleichmäßig auf den behandelten Punkt einwirkt.
- Die Hände sollen sauber und warm sein. Die Fingernägel dürfen nicht allzu lang sein, sonst ist der Druck zu schmerzhaft oder es kommt zu Verletzungen.
- Konzentrieren Sie sich während der Behandlung auf die Arbeit mit Ihren Lebensenergien – weniger auf die Symptome, unter denen sie leiden!
- Akupressieren Sie nicht zu viele Punkte zu schnell nacheinander – lassen Sie Ihrem Körper Zeit, die gesetzten Reize zu verarbeiten! Werden Sie nicht ungeduldig, wenn sich der erwartete Erfolg nicht sofort einstellt. Bei einigen Punkten dauert es nach der Behandlung bis zu 20 Minuten, ehe eine Reaktion spürbar wird.
- Nicht alle Menschen reagieren auf die Akupressur einzelner Punkte in gleicher Weise. Oft erzielen Sie schon mit der Behandlung eines Punktes den gewünschten Erfolg, ein anderes Mal dauert es vielleicht etwas länger, bis Sie jenen Punkt oder jene Punktekombination herausgefunden haben, auf die Sie am besten ansprechen. In welcher Reihenfolge Sie die Akupressur-Punkte behandeln, ergibt sich schließlich aus Ihrer Erfahrung. Am besten machen Sie sich Notizen, auf welche Punkte Ihr Körper nach der Behandlung die erwünschten Reaktionen zeigt.
- Die Dauer der Akupressur-Behandlung hängt im Einzelfall von der energetischen Gesamtsituation und vom Alter des Behandelten ab: von 30 Sekunden bis zu 10 Minuten. Kleinkinder dürfen höchstens eine halbe Minute behandelt werden. Die jeweilige Behandlungsdauer (in den Beschwerdebildern neben den Akupressur-Punkten angegeben) ist als Richtwert anzusehen! Wenn Sie das Gefühl haben, mit der Akupressur eines Punktes aufhören zu müssen,

Halten Sie diese Regeln ein!

Achten Sie auf die Signale des Körpers

beenden Sie die Behandlung – der Körper signalisiert Ihnen auf diese Weise, daß er nicht mehr Reize aufnehmen und verarbeiten kann.

• In der Regel akupressieren Sie ein- bis zweimal täglich; einige Punkte können auch mehrere Male am Tag, jeweils bei Bedarf, akupressiert werden. Genaue Angaben finden Sie bei den Beschwerdebildern.

• Die Intensität des Drucks wird bestimmt vom Behandelten! Bei der Partner-Akupressur ist also nicht ausschlaggebend, ob der Partner das Gefühl hat, er akupressiere mit »kräftigem Druck«, sondern daß der Behandelte die Akupressur als kräftig empfindet – unabhängig davon, wie stark der Druck wirklich ist.

Akupressieren Sie nicht einseitig

• Fast alle Punkte (mit Ausnahme derer auf der Symmetrieachse) sind spiegelbildlich auf der linken und der rechten Körperhälfte zu finden – also sowohl auf dem rechten, als auch auf dem linken Bein, dem rechten und dem linken Arm, rechts und links neben der Wirbelsäule. Akupressieren Sie immer beide Punkte. Wenn es möglich ist, akupressieren Sie beide Punkte gleichzeitig (zum Beispiel an Kopf, Rumpf, Füßen).

Möglichkeiten und Grenzen der Selbstbehandlung

Akupressur bewirkt keine Wunder. Bei der Selbstbehandlung, soll sie erfolgreich sein, müssen stets die Möglichkeiten und die Grenzen dieser Methode berücksichtigt werden.

Akupressur hilft nicht bei jeder Störung, nicht zu jeder Zeit und auch nicht immer bei jedem Menschen.

Bei Krankheit: zum Arzt!

Wichtig: Akupressur kann keinesfalls medizinisch notwendige Eingriffe oder Therapien ersetzen! Liegt einer Störung eine organische Schädigung zugrunde, kann von dieser Methode – außer einer vorübergehenden Schmerzlinderung – keine dauernde Hilfe erwartet werden!

Überall dort jedoch, wo die Ursachen einer Störung in einem Ungleichgewicht der Lebenskräfte zu suchen sind, können wir mit der Akupressur sehr wirkungsvoll Gesundheitsstörungen und Beschwerden bekämpfen und ausschalten.

Die natürliche Heilmethode Akupressur ist wie keine andere geeignet zur Schmerzbehandlung, zur allgemeinen Beruhigung, als Überbrückung in Notfällen (bis ärztliche Behandlung möglich ist), als

Möglichkeiten und Grenzen der Selbstbehandlung

ständige Gesundheitsvorsorge, zur Harmonisierung und zum Spannungsausgleich, zur Steigerung des Wohlbefindens.
Wo wir mit Akupressur eine generelle Harmonisierung des körpereigenen Energiehaushalts erreichen, wird das Symptom als Signal des Körpers in vielen Fällen überflüssig. Akupressur hat zudem eine stark ausgleichende Wirkung auf Fehlfunktionen des Nervensystems. Nach Schätzungen der Schulmediziner haben etwa zwei Drittel aller Beschwerden ihre Ursachen in den verschiedensten Fehlfunktionen des Nervensystems. Im Behandlungsteil dieses Buches (→ Seite 18) sind die Beschwerdebilder, bei denen eine Selbstbehandlung erfolgversprechend ist, näher erläutert. Eine verantwortungsvolle Eigenbehandlung setzt eine gesicherte Diganose voraus.

Wichtig: die gesicherte Diagnose

Selbstbehandlung mit Akupressur darf nicht durchgeführt werden
- bei schweren organischen Herz- und Kreislauferkrankungen,
- bei lokalen Hautveränderungen im Bereich der Behandlungspunkte, zum Beispiel bei Flechte, Pilzinfektionen, Eiterungen.

Beachten Sie bitte!

Während der Schwangerschaft sollen einige Punkte nicht akupressiert werden – bitte sprechen Sie auf jeden Fall mit Ihrem behandelnden Arzt!

Sollten in Ausnahmefällen aufgrund einer Behandlung Befindlichkeitsstörungen auftreten, hören Sie einfach mit der Behandlung auf. Die Behandlung ist auch dann abzubrechen, wenn sich die behandelten Beschwerden verschlimmern. Bei Beachtung der Regeln ist dies jedoch in der Praxis äußerst selten der Fall. Bei sachgerechter Anwendung bessern sich Beschwerden innerhalb kurzer Zeit; mit einiger Geduld können Störungen häufig auf Dauer zum Verschwinden gebracht werden.

Sachgerechte Anwendung

Akupressieren leicht gemacht

Beschwerdebilder – Behandlungspunkte – Grifftechnik

Alltags-beschwerden

In den Behandlungsteil dieses Buches sind unter Berücksichtigung der Möglichkeiten und der Grenzen der Selbstbehandlung mit Akupressur Beschwerden aufgenommen, die bei vielen Menschen als alltägliche, oft unangenehme oder schmerzhafte Befindlichkeitsstörungen in Erscheinung treten. Die Beschwerdebilder finden Sie unter allgemeinverständlichen Bezeichnungen in alphabetischer Reihenfolge.

Beschwerdebild und Behandlung mit Akupressur sind auf einer individuell gestalteten Seite (oder einer Doppelseite) beschrieben – mit allen für die Selbstbehandlung wichtigen Informationen: Nach den im einzelnen erläuterten Beschwerden sind die Behandlungspunkte in präzisen, übersichtlich angeordneten Zeichnungen dargestellt, Grifftechnik, Druckintenistät und Behandlungsdauer sind neben den Punkten angegeben. Ergänzende Anleitungen für die Behandlung oder wichtige Hinweise stehen jeweils unter den Zeichnungen.

Wichtige Hnweise

In vielen Beschwerdebildern ist darauf hingewiesen, daß ähnliche Gesundheitsstörungen ebenfalls behandelt werden sollten – entweder mit Akupressur oder mit anderen natürlichen Heilmethoden. Wenn Sie sich an diese Hinweise halten, können Sie in vielen Fällen die Heilung beschleunigen. Außerdem finden Sie in einigen Beschwerdebildern Behandlungsempfehlungen für Gesundheitsstörungen, die keiner langen Beschreibung bedürfen. Aufzufinden sind diese Störungen im Beschwerden- und Sachregister (→ Seite 78) – dem Wegweiser zur richtigen Behandlung aller in diesem Buch erläuterten Beschwerdebilder und ihrer einzelnen Symptome.

Die Akupressur-Punkte sind unter ihren ins Deutsche übertragenen chinesischen Bezeichnungen vorgestellt, die in vielen Fällen besonders bildhaft sind. Für die Selbstbehandlung ausgewählt wurden nur jene Akupressur-Punkte, die leicht zugänglich sind und sich in der Praxis bewährt haben.

Rufen Sie sich vor jeder Behandlung bitte nochmals die Behandlungsregeln in Erinnerung – sind alle Voraussetzungen für den Erfolg der Behandlung erfüllt?

Behandlungsregeln

- Sie sind weder zu müde, noch haben Sie gerade erst gegessen oder Alkohol getrunken.
- Der Behandlungsraum ist warm und gut gelüftet.
- Sie haben Ruhe – und viel Zeit.
- Der Körperteil, den Sie behandeln wollen, liegt auf einer stabilen Unterlage.
- Ihre Hände sind sauber und warm, die Fingernägel nicht zu lang.
- Ihre ganze Aufmerksamkeit ist auf die Arbeit mit Ihren Lebensenergien gerichtet.
- Sie akupressieren zunächst einen Punkt – sowohl auf der rechten als auch auf der linken Körperseite – und warten in Ruhe die Reaktion Ihres Körpers ab.
- Durch die Reaktionen Ihres Körpers erfahren Sie während der Behandlung, in welcher Reihenfolge Sie die angegebenen Akupressur-Punkte am besten behandeln.
- Die Intensität des Drucks richtet sich nach Ihrem Empfinden – bei der Partnerbehandlung nach dem Empfinden des Behandelten.
- Die bei den einzelnen Punkten angegebene Behandlungszeit ist eine Höchstdauer für den in Sachen Akupressur ungeübten Laien. Die Behandlungsdauer kann sich bei einigen Akupressurpunkten auf 15 bis 30 Sekunden verkürzen, wenn Sie die Massage längere Zeit regelmäßig angewendet haben und Sie – oder der behandelte Partner – für diese Massagereize empfänglich geworden sind.
- Sie beenden die Behandlung, sobald Sie das Gefühl haben, aufhören zu müssen, oder wenn der Behandelte dies zu verstehen gibt – vertrauen Sie den Signalen des Körpers!

Wichtig: Die bei den einzelnen Punkten angegebene Behandlungsdauer hat nur bei alleiniger Akupressur dieses bestimmten Punktes Gültigkeit. Wenn Sie mehrere Punkte akupressieren, achten Sie bitte darauf, daß Sie insgesamt eine Behandlungsdauer von 12 bis 15 Minuten nicht überschreiten!

Verantwortungsbewußt gegenüber sich und dem Partner

Beschwerden (A bis Z) und ihre Behandlung

Angstzustände

Angstzustände werden oft ohne erkennbare äußere Ursachen in körperlichen Symptomen erlebt wie Schwitzen, krampfartige Brustschmerzen, Atemnot, allgemeine Unruhe, Antriebsschwäche, Schwindel, Schlaflosigkeit. Kurze Phasen mit derartigen Symptomen sollte man nicht überbewerten; bei regelmäßig auftretenden Störungen dieser Art muß die Ursache durch den Arzt geklärt werden.
Mit Angstzuständen können viele Krankheitssymptome in Verbindung stehen, ohne daß eine organische Störung vorliegt. Auch allen seelischen Beschwerden, die umgangssprachlich mit Depression in Verbindung gebracht werden (Niedergeschlagenheit, Schwermut und Antriebsschwäche) können verschiedene körperliche Störungen zugrunde liegen.
In diesem Fall werden die jeweiligen Beschwerden mitbehandelt.
Unterstützen Sie die Behandlung mit natürlichen Maßnahmen: vollwertige Ernährung, Tees, Entspannung, richtige Atmung. So können die den Angstzuständen zugrundeliegenden psychischen Gleichgewichtsstörungen wieder in Harmonie gebracht werden.
Der Erfolg der Akupressur ist nicht über Nacht zu erwarten; arbeiten Sie ruhig und konsequent die Punkte durch und beobachten Sie Ihre Reaktionen zwei oder drei Wochen lang.
Wichtig: Bei Verstimmungen (Niedergeschlagenheit) niemals Punkte mit Beruhigungswirkung drücken!

Die Behandlung
Taubenschwanz (= ausgleichender Energiepunkt) bis zu 4mal täglich mit dem Mittelfinger mit wechselndem Druck Richtung Hals akupressieren:
• drücken (mittelstark bis kräftig), 5–7 Minuten.
Zentrum des Magens in Kombination mit der Zone **Göttliche Pforte** und **Taubenschwanz** akupressieren:
• drücken (mittelstark), 3 Minuten.

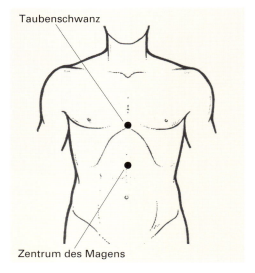

Göttlicher Gleichmut (vier Querfinger unter der äußeren Kniegelenksgrube) morgens mit Johanniskrautöl (Signal für Aktivität), abends mit Distelöl (Signal für Ruhe) akupressieren:
• drücken (leicht bis mittelstark), 8 Minuten.
Tauender Bach (= Punkt mit Anregungswirkung):
• drücken (mittelstark), 5 Minuten.

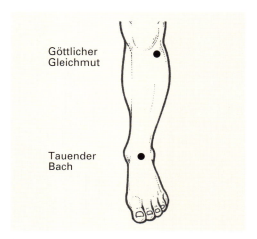

Beschwerden (A bis Z) und ihre Behandlung

Überschlagende Welle (= Punkt mit Anregungswirkung):
• drücken (kräftig), 3 Minuten.

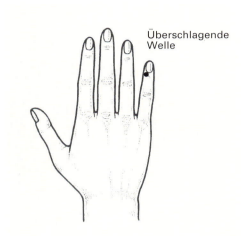

Überschlagende Welle

Göttliche Pforte (Nabel) bis **Taubenschwanz**:
• schieben (mit sanftem Druck), 5 Minuten.

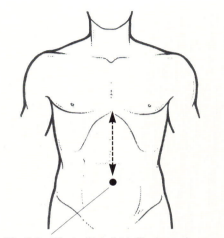

Göttliche Pforte (Nabel) bis **Taubenschwanz**

Durchgang zum Yin (= Punkt mit Anregungswirkung):
• drücken (kräftig), 5 Minuten.

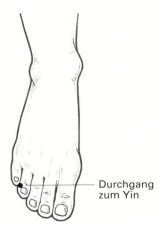

Durchgang zum Yin

Vorderer Scheitel (drei Querfinger vor dem Kreuzungsmittelpunkt von Symmetrieachse und der über den Kopf verlaufenden Linie zwischen den Ohrspitzen):
• drücken (sanft), 3–5 Minuten.

Vorderer Scheitel

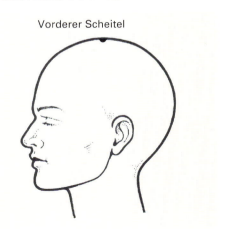

Appetitlosigkeit

Appetitlosigkeit ist meist eine vorübergehende Störung. Dauert sie länger an, kann sie auf ein ernsteres Problem (beispielsweise eine beginnende Infektionskrankheit) hinweisen.
Bei Kindern kann ein ungewohnter Appetitwechsel auch entwicklungsbedingt sein; sinkt das Körpergewicht jedoch stark (20 Prozent unter die Norm), muß das Kind unbedingt einem Arzt vorgestellt werden. Die Pubertätsmagersucht (Anorexie) ist seelisch bedingt und bedarf einer psychotherapeutischen Behandlung. Bei Untergewicht verfügt der Körper im Bedarfsfall (so bei Grippe) über zu wenig Abwehrkäfte. Kurzfristige Appetitlosigkeit kann auch eine natürliche Reaktion des Körpers bei Störungen im Verdauungstrakt sein.
Mit Akupressur werden die natürlichen Steuerungsmechanismen für Appetit reaktiviert; am besten etwa 20 Minuten vor den Mahlzeiten akupressieren!

Die Behandlung

Zentrum des Magens (in der Mitte zwischen Nabel und Brustbeinende) von unten nach oben akupressieren:
- drücken (sanft), 3 Minuten.

Vor allem bei psychisch bedingter Appetitlosigkeit:
Überschlagende Welle (am Nagelbett des kleinen Fingers):
- drücken (kräftig), 5 Minuten.

Innerer Grenzwall (unter dem Handgelenk):
- drücken (sanft), 5–7 Minuten.

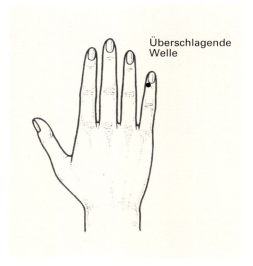

Überschlagende Welle

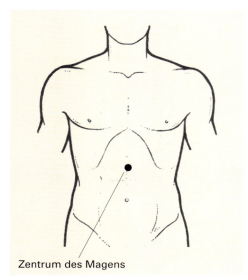

Zentrum des Magens

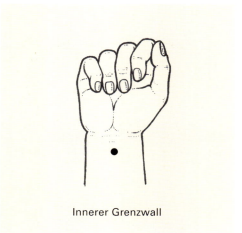

Innerer Grenzwall

Beschwerden (A bis Z) und ihre Behandlung

Atembeschwerden

Treten Kurzatmigkeit, Atemnot, starke Atemgeräusche oder beschleunigte Atmung in Ruhe auf, also nicht als Folge einer körperlichen Anstrengung, können sowohl organische als auch psychische Faktoren die Ursache sein. In der ganzheitlichen Lehre symbolisiert die Atmung das Leben schlechthin; in vielen Sprachen sind die Bezeichnungen für Atem, Geist, Seele oder Leben identisch. Die Erscheinungsbilder der Atembeschwerden reichen von Beklemmungsgefühlen in der Brust bis zur völligen Verkrampfung der Bronchialmuskulatur beim Asthma. Mit Akupressur kann die Anfallshäufigkeit beim Asthma deutlich gesenkt werden.

Einfacher Test: Mit einmal Ausatmen sollten Sie einen Plastikbeutel (15 x 25 cm) straff füllen können.

Die Behandlung

cha-ba-ex (Spezialpunkt an der oberen Brustbeinspitze an der Grube des Schlüsselbeingelenks), kann auch punktiert werden:
- drücken (sanft beginnend bis mittelstark, nach oben), 5–10 Minuten.

Spezialpunkt 1 (in der Mitte zwischen Brust und Nabel, direkt unter der Brustwarze), mit dem Mittelfinger akupressieren:
- drücken (kräftig kreisend), 5–10 Minuten.

Spezialpunkt 2 (zwei Querfinger links und rechts der Wirbelsäule in Höhe des dritten Rückenwirbels), mit Partnerhilfe akupressieren:
- drücken/teilen (leicht beginnend), 5–10 Minuten.

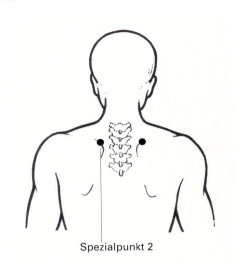
Spezialpunkt 2

Junger Händler (= Meisterpunkt der Lunge):
- drücken (kräftig), 5 Minuten.

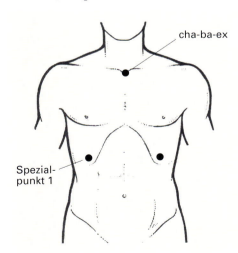
cha-ba-ex
Spezialpunkt 1

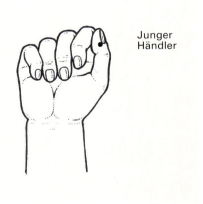
Junger Händler

Beschwerden (A bis Z) und ihre Behandlung

Bauchschmerzen

Unspezifische Bauchschmerzen können ebenso durch Störungen des Verdauungstraktes verursacht sein wie durch psychische Spannungen und Verkrampfungen. Bei organischen Störungen im zusammenhängenden Verdauungssystem werden meist auch die benachbarten Organe erfaßt. Unwohlsein, Völlegefühl, Bauchweh, Blähungen und Stuhlprobleme können die Folge sein. Sind Geschwüre oder Entzündungen Ursache der Bauchschmerzen, kann mit Akupressur nur der Schmerz gelindert werden; bei Schmerzen durch Krämpfe der glatten Muskulatur oder Fehlsteuerungen bei der Ausscheidung von Verdauungssäften kann Akupressur zu andauernder Beschwerdefreiheit führen.

Die Behandlung

Quelle des Hügels (am hinteren Rand des Schienbeins in einer deutlich spürbaren Rundung):
• drücken (teilen), 5–10 Minuten.
Grausame Bezahlung (= Harmonisierungspunkt für die Magenfunktion):
• drücken (kräftig), 5–10 Minuten.
Tränenfänger (= Harmonisierungspunkt für die Magenfunktion):
• drücken (leicht), 5 Minuten.
Meister des Duftes (Schleimhaut-Punkt »Empfang des Duftes« rechts und links neben den Nasenöffnungen):
• drücken (sanft beginnend), 5 Minuten.

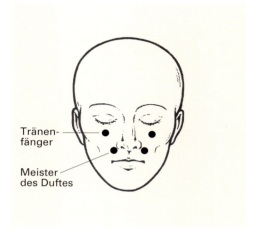

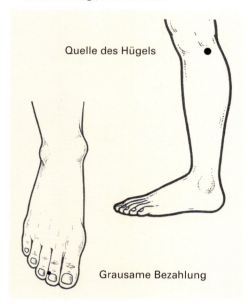

Yang-Käufer und **Niedriger Teich** (= Harmonisierungspunkte für die Darmfunktion):
• drücken (mittelstark), 5–8 Minuten.

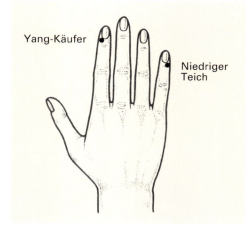

Beschwerden (A bis Z) und ihre Behandlung

Beinschmerzen

Ursache von schmerzenden Beinen sind entweder Überbeanspruchungen des Muskel- und Sehnenapparates oder durch Gefäßveränderungen bedingte Krämpfe. Werden die Schmerzen durch sichtbare Schwellungen verursacht, können auch Funktionsstörungen von Herz und Nieren vorliegen (Rücksprache mit dem Arzt!). Schmerzen durch Krampfadern können mit Akupressur deutlich gebessert werden.
Im alten China wurde von den Soldaten bei langen Fußmärschen der Punkt »Drei Meilen« zur Bekämpfung der Müdigkeit und zur Erhöhung der Marschleistung gedrückt.

Die Behandlung
Drei Meilen / Göttlicher Gleichmut bei Krämpfen kombiniert mit **Stütze des Berges** jeweils paarweise leicht kreisend akupressieren (Partnerhilfe):
• drücken (mittelstark, ausdauernd), 10–15 Minuten.
Stütze des Berges
• drücken/teilen (kräftig), 10 Minuten.

Höchste Attacke (im Winkel von erstem und zweitem Mittelfußknochen), bei Schwellungen:
• drücken (mittelstark), 3–5 Minuten.

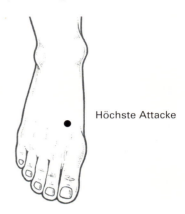

Höchste Attacke

Hügel des Händlers
• drücken (mittelstark bis kräftig), 5 Minuten.
Hochberg in Tibet = »Meisterpunkt der Schmerzen« (direkt in der Vertiefung hinter der Spitze des äußeren Knöchels):
• drücken (mittelstark), bis zu 10 Minuten.

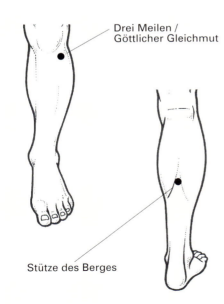

Drei Meilen / Göttlicher Gleichmut

Stütze des Berges

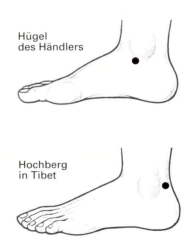

Hügel des Händlers

Hochberg in Tibet

Bettnässen

Diese Blasenschwäche kann psychische, aber auch körperlich-organische Ursachen haben wie chronische Reizzustände, Störungen im Nervensystem.
Bettnässen bei Kindern: Wenn keine organische Störung vorliegt, dient es meist dazu, einen Druck (Schule, Elternhaus) abzuleiten; Strafen, Drohungen, Vorwürfe verstärken die Störung. Kinder im lernfähigen Alter sollten mit der Selbstbehandlung vertraut gemacht werden.
Bettnässen bei Erwachsenen: Eine länger andauernde Störung der Blasenfunktion kann auch Beginn eines Nervenleidens sein.
Mit Akupressur wird eine generelle psychische Harmonisierung und die Normalisierung des Spannungszustandes der Blasenmuskulatur erreicht.

Die Behandlung
Göttlicher Gleichmut
• drücken (mittelstark), 5–10 Minuten.

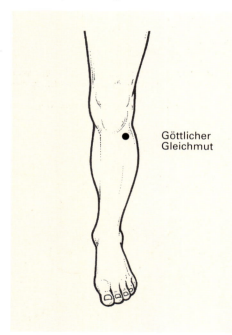

Durchgang zum Yin mit seitlichem Druck Richtung Großzehe akupressieren:
• drücken (leicht bis kräftig), 5 Minuten.

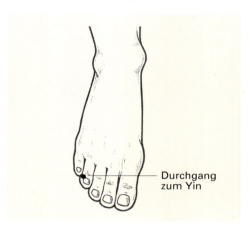

Treffpunkt der 3 Yin (vier Querfinger über dem höchsten Punkt des inneren Knöchels) Richtung Knie akupressieren:
• drücken/teilen (sanft beginnend bis mittelstark), bis zu 10 Minuten.

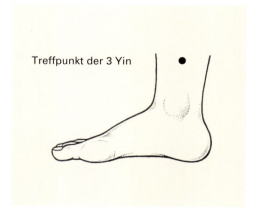

Wichtig: bei längerer Behandlungsdauer täglich vor dem Schlafengehen alle Punkte 3 Minuten lang akupressieren

Beschwerden (A bis Z) und ihre Behandlung

Blasenstörungen

Psychisches Befinden und Blasenfunktion sind in engem Zusammenhang zu sehen. Jeder kennt den Druck in der Harnblase in Momenten großer Anspannung. Das Harnträufeln ist auf einen fehlenden Muskeltonus des Blasenmuskels zurückzuführen. Das Harnverhalten hat seine Ursache in Verkrampfungen der Muskulatur (Spasmen).
Je nach der Art der Störung, die wir beheben wollen, stärken wir den Spannungszustand der Blasenmuskulatur oder lösen Verspannungen, indem wir die jeweils entsprechenden Punkte akupressieren.
Die Gefahr, daß aus einer Blasenverkühlung eine Blasenentzündung wird, kann mit Akupressur deutlich verringert werden.
Vorsicht bei möglichen oder vorhandenen Ablagerungen (Blasensteine).

Die Behandlung
Göttlicher Gleichmut zur generellen Harmonisierung akupressieren:
• drücken (mittelstark), 5–8 Minuten.

Spezialpunkt am Kleinfingergelenk (erste Gelenkfurche):
• drücken (kräftig), 30 Sekunden.

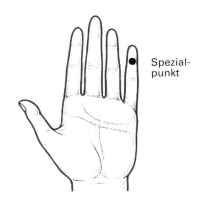

Spezialpunkt

Bei Harnverhalten: **Knochen, der den Boden verläßt** (in der Vertiefung des Mittelfußknochens vor dem Grundgelenk der Kleinzehe):
• drücken (kräftig), 3–5 Minuten.
Erreichung des Yin
• drücken (mittelstark), 5 Minuten.
Bei Harnträufeln:
Hilfe der Hausgeister (an der Fußaußenseite direkt auf dem Fersenbein) und **Erreichung des Yin:**
• drücken (mittelstark), 5 bis zu 10 Minuten.

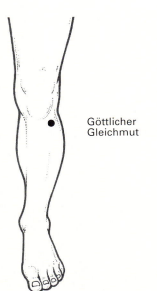

Göttlicher Gleichmut

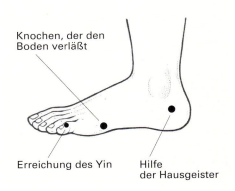

Knochen, der den Boden verläßt

Erreichung des Yin

Hilfe der Hausgeister

Beschwerden (A bis Z) und ihre Behandlung

Bluthochdruck

Blutdruckprobleme müssen zunächst durch den Arzt geklärt sein. Der Bluthochdruck (Hypertonie – der systolische Druck, also der höhere der beiden Werte bei der Blutdruckmessung, liegt über 150 mm Hg) ist die Folge einer Verengung der Blutgefäße und der dadurch notwendigen höheren Herzleistung. Ursachen des Bluthochdrucks können unter anderen sein: Veranlagung, Infektionen, Hormonstörungen, Allergien. Begleiterscheinungen sind Kopfschmerzen, Schwindelgefühl, Ohrensausen, ständige Gereiztheit, dauerndes »unter Druck Stehen«, Schlafstörungen. Vor allem Übergewichtige sind hochdruckgefährdet. Mit Akupressur kann eine ärztliche Therapie wirkungsvoll unterstützt werden.

Die Behandlung

Konzentrierter Angriffspunkt und Überschlagende Welle (= Harmonisierungspunkte am Nagelbett von Mittel- und Kleinfinger) können mehrmals täglich akupressiert werden:
- drücken (mittelstark bis kräftig), 5 Minuten.

Mittelfinger-Zone = energieableitende Wirkung durch »Längerziehen« mit Daumen und Zeigefinger der anderen Hand; Wechsel der bearbeiteten Hand nach jeweils 5 Zügen:
- schieben (Richtung Fingerspitze) jeweils 5mal pro Hand, mehrmals täglich.

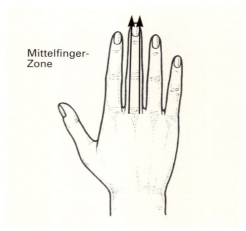

Mittelfinger-Zone

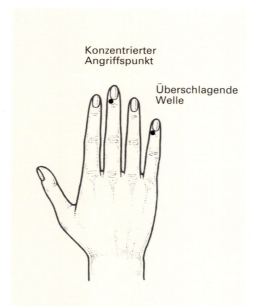

Konzentrierter Angriffspunkt

Überschlagende Welle

Große Erhebung (= Beruhigungspunkt in der Mitte des Handgelenks, direkt hinter den Handwurzelknochen):
- drücken (mittelstark), 5 Minuten.

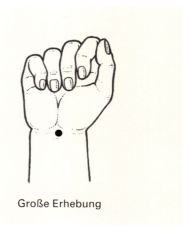

Große Erhebung

Beschwerden (A bis Z) und ihre Behandlung

Blutniederdruck

Vom Blutniederdruck (Hypotonie) sprechen wir bei einem systolischen Wert (der höhere der beiden Werte bei der Blutdruckmessung) von unter 100 mm Hg. Die begleitenden Beschwerden sind wie bei Bluthochdruck Kopfschmerzen und Schwindelgefühl. Hinzu kommen meist Antriebslosigkeit, starke Müdigkeit mit erhöhtem Schlafbedrüfnis, Wetterfühligkeit. Zur Kreislaufanregung eignen sich am besten Bewegung sowie Wechselduschen. Viele Menschen leben mit einem gering niedrigen Blutdruck, ohne darunter zu leiden. Aufgrund ihrer geringen Gefäßbelastung haben sie eine durchschnittlich höhere Lebenserwartung als Menschen mit normalen Blutdruckwerten. Mit Akupressur kann man eine ärztliche Therapie unterstützen und Beschwerden lindern.

Die Behandlung

Konzentrierter Angriffspunkt und **Überschlagende Welle** (= Harmonisierungs- und Anregungspunkte) bei Bedarf mehrmals am Tag akupressieren:
• drücken (mittelstark bis kräftig), 5 Minuten.

Mittelfinger-Zone (aufbauende, stärkende Wirkung):
• schieben (Richtung Handgelenk), jeweils 5mal pro Hand, mehrmals täglich!

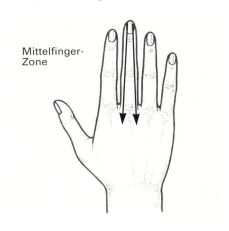

Mittelfinger-Zone

Konzentrierter Angriffspunkt

Überschlagende Welle

Große Stockung (auf der Handgelenkslinie unter dem Daumenballen, in der Verlängerung des Zeigefingers):
• drücken (mittelstark), 5 Minuten.

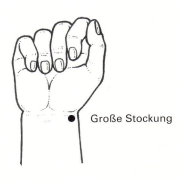

Große Stockung

Blutdruckregulierend wirkt auch das Ziehen der Haut zwischen den Mittelhandknochen – leichter Zangengriff in Richtung Fingergelenk.

Beschwerden (A bis Z) und ihre Behandlung

Durchblutungsstörungen

Kalte Hände und kalte Füße haben – so sagt schon der Volksmund – für Entstehung und Verlauf von Krankheiten große Bedeutung. Durchblutungsstörungen können funktionell (nervös-unbewußte Muskelverkrampfungen) und organisch bedingt sein (beispielsweise durch Arteriosklerose). In Statistiken ist bei mehr als der Hälfte aller peripheren Durchblutungsstörungen das Rauchen als Ursache ausgewiesen! Vollwertige Ernährung und regelmäßige Bewegung (Kreislaufanregung) sind wichtige Behandlungsmethoden!
Akupressur hilft, den überhöhten Spannungszustand der Blutgefäße zu normalisieren.

Die Behandlung
Göttlicher Gleichmut und **Treffpunkt der 3 Yin,** am besten links und rechts gleichzeitig akupressieren:
• drücken (kräftig), 10–15 Minuten.
Treffpunkt der 3 Yin (Unterschenkelinnenseite, 3 Querfinger oberhalb des Knöchels):
• drücken/vereinigen (sanft beginnend bis mittelstark), 5–10 Minuten.

Spezialpunkt (direkt zwischen den Augenbrauen), speziell bei Schwindel:
• drücken (kräftig), 5 Minuten.

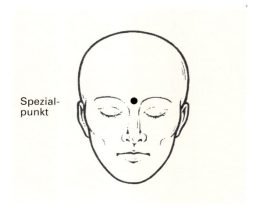

Konzentrierter Angriffspunkt (= Anregungspunkt), besonders wirkungsvoll ist die Akupressur im Herzrhythmus – die Punkte beider Hände nacheinander akupressieren:
• drücken (kräftig, im Pulsrhythmus), 1 Minute pro Hand.
Talsenke in Richtung Ellbogen akupressieren:
• drücken (kräftig), bis zu 10 Minuten.

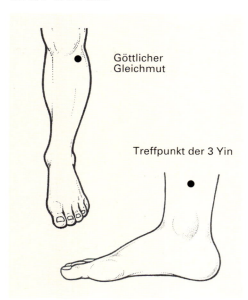

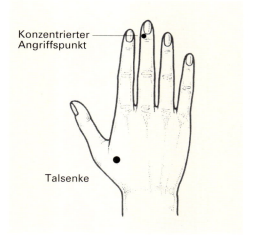

Beschwerden (A bis Z) und ihre Behandlung

Durchfall

Es gibt viele Ursachen von Durchfall: Ernährungsfehler, Infektionen, Entzündungen, Stoffwechselstörungen, Medikamenteneinfluß. Starker Durchfall ist immer mit Verlust von Flüssigkeit und Mineralsalzen im Körper verbunden; diese Verluste müssen unbedingt ausgeglichen werden! (Ungesüßter Kräutertee mit Kochsalzzusatz oder fertige Lösungen aus der Apotheke.) Organisch bedingter Durchfall (Infektion) darf auf keinen Fall gewaltsam gestoppt werden – dem Körper würde damit eine wichtige Schadstoffabfuhr genommen.

Akupressur ist wirksam bei Durchfall, der durch psychische Fehlsteuerung verursacht ist (so vor Prüfungen, bei Aufregung, Angst), und verhindert Darmkrämpfe sowie eine zu starke Reizung der Darmschleimhäute.

Die Behandlung

Himmelsachse (drei Querfinger links und rechts vom Nabel):
- drücken/vereinigen (mittelstark), 3–5 Minuten.

Grenzquelle (eine Handbreit oberhalb des Schambeinansatzes):
- drücken/vereinigen (mittelstark), 5 Minuten.

Spezialzone Zeigefinger
- schieben (seitlich in Richtung Grundgelenk), mehrmals täglich bis zu 2 Minuten.

Talsenke
- drücken (kräftig), bis zu 10 Minuten.

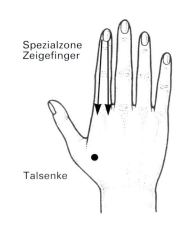

Tal der Bewährung (über der Mitte des Fußgewölbes):
- drücken (mittelstark), 5 Minuten.

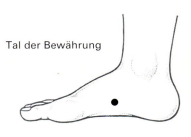

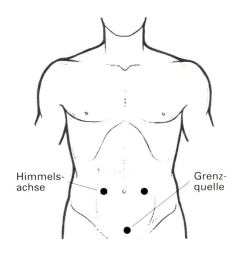

Ellbogenschmerzen

Einseitige Belastung oder Überanstrengung durch falschen Bewegungsablauf sind meist unmittelbare Ursache von Ellbogenschmerzen. Bei bestimmten Sportarten und einigen beruflichen Tätigkeiten kommt es durch den stets gleichbleibenden Bewegungsablauf zu einem Reizzustand oder einer Entzündung im Bereich des Gelenkfortsatzes, mit dem die Sehnen und Muskeln des Unterarms verbunden sind (Tennisellbogen). Häufig stehen mit Ellbogenschmerzen auch Probleme der Halswirbelsäule in Verbindung (→ Wirbelsäulenprobleme, Seite 67).
Akupressiert wird der »locus-dolendi-Punkt« (Ort des Schmerzes), also ein Punkt direkt im schmerzenden Bereich.

Die Behandlung
Biegung des Teiches (Drei Meilen)
• drücken (mittelstark), 10 Minuten.
Am besten den schmerzenden Ellbogen in die offene Hand legen und mit dem Mittelfinger drücken; dabei mit der Hand des schmerzenden Armes leichte Drehbewegungen machen (wie etwa beim Schlüsseldrehen).

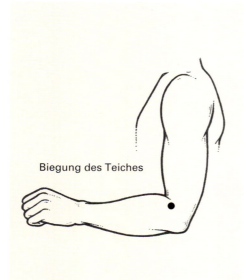
Biegung des Teiches

Handgelenksknochen
• drücken (kräftig, Richtung Ellbogen), 5–10 Minuten.

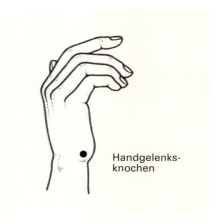
Handgelenksknochen

Insel der Mitte (auf dem Handrücken zwischen den beiden äußeren Mittelhandknochen):
• drücken (kräftig), 5–10 Minuten.

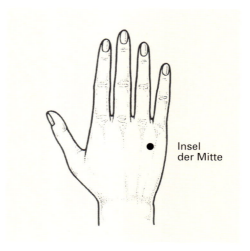
Insel der Mitte

Bei Problemen der Halswirbelsäule die entsprechenden Punkte mitbehandeln (→ Seite 67).

Beschwerden (A bis Z) und ihre Behandlung

Erkältungen

Erkältungen sind im allgemeinen leichte Infektionskrankheiten, zurückzuführen auf eine Unterkühlung des Körpers. Begleiterscheinungen sind leichtes Fieber, Kopfschmerzen, Entzündungen der oberen Luftwege, unter Umständen auch Magen- oder Darmstörungen.
Ziel der Akupressur ist eine allgemeine Kräftigung des Organismus, um die Abwehrkräfte zu mobilisieren.
Akupressur kann die Infektion bei einer Grippe natürlich nicht heilen, aber eine Reihe von Begleiterscheinungen (Müdigkeit, Kopfdruck, behinderte Nasenatmung) sehr positiv beeinflussen und damit auch die Krankheitsdauer verkürzen.

Die Behandlung
Weiße Seite (in der Mitte des Oberarms, direkt auf Bizepshöhe):
• drücken (sanft), 2–3 Minuten.

Talsenke
• drücken (kräftig), 5 Minuten.
Yang-Teich
• drücken (mittelstark), bis zu 10 Minuten.

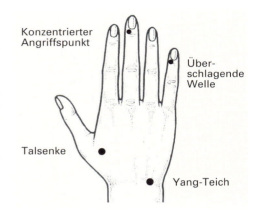

Tor der Götter
• drücken (mittelstark), 3–5 Minuten.
Große Erhebung
• drücken (mittelstark), 3–5 Minuten.
Durch die Enge am besten mit Daumen und Zeigefinger (Zangengriff um die Hand) akupressieren:
• drücken (kräftig), bis zu 10 Minuten.
Innerer Grenzwall (drei Querfinger hinter dem Handgelenk):
• drücken (mittelstark), 5 Minuten.

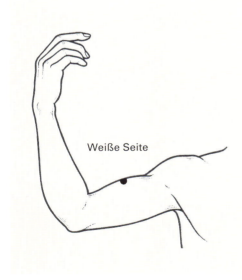

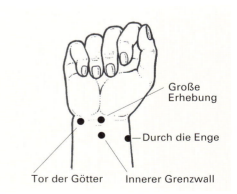

Überschlagende Welle und **Konzentrierter Angriffspunkt** in Zeiten erhöhter Infektionsgefahr vorbeugend akupressieren:
• drücken (kräftig), 3–5 Minuten.

Gallenblasen-Funktionsstörungen

»Wenn die Galle überläuft« – diese Redensart weist auf die Verbindung zwischen psychischem Erleben und körperlich-organischen Reaktionen hin. Bevor sich Funktionsstörungen der Gallenblase als Krankheiten bemerkbar machen, kann vorbeugend dafür gesorgt werden, daß die natürlichen Funktionen wieder in Gang kommen. Vorsicht ist geboten, wenn bereits Ablagerungen in Gallenblase oder Gallengängen vorliegen! Gallensteine könnten durch anregende Akupressur zum Wandern animiert werden; Behandlung nur durch den Arzt! Bei einem schmerzhaften Anfall (Kolik), der ausgelöst werden kann durch überfette Mahlzeiten oder Überlastung und Ärger, darf nur stark beruhigend (mit gleichbleibendem Druck) akupressiert werden.

Die Behandlung
Quelle des Yang-Hügels = Meisterpunkt der Galle (schräg vor dem deutlich spürbaren Wadenbeinköpfchen), Richtung Knöchel akupressieren:
• drücken/vereinigen (kräftig), 5 Minuten.

Strahlendes Licht
• drücken/vereinigen (kräftig), 5 Minuten.
Yang-Ergänzung
• drücken/vereinigen (kräftig), bis zu 10 Minuten.
Strahlendes Yang (eineinhalb Querfinger über der Augenbrauenmitte), bei kolikartigen Anfällen akupressieren; links meist besserer Erfolg als rechts. Mittelstarke Akupressur mit gleichbleibendem Druck, bis die Wirkung eintritt:
• drücken (kräftig), 5 Minuten.

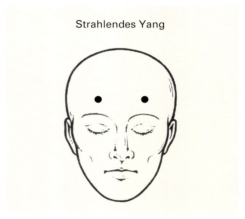

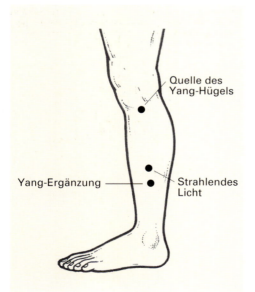

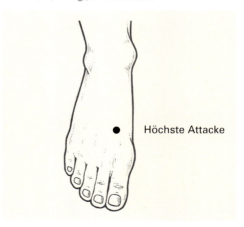

Höchste Attacke, bei kolikartigen Anfällen:
• drücken (kräftig), 3–5 Minuten.

Beschwerden (A bis Z) und ihre Behandlung

Gelenkschmerzen

Neben Verletzungen (beispielsweise Verstauchungen) sind für Gelenkschmerzen meist durch Rheumatismus bedingte Störungen verantwortlich. Die Ursachen für Rheuma sind bislang noch nicht eindeutig bekannt; Infektionen und Abnutzungen kommen genauso in Frage wie Veranlagung, Ernährungsfehler, Stoffwechselstörungen oder Unterkühlungen.
Bei Entzündungen infolge einseitiger Belastung drückt das Sehnenband schmerzhaft auf die darunterliegenden Nervenstränge.
Mit Aupressur behandeln wir die Schmerzen, die durch entzündliche Prozesse in den Gelenken entstehen. Bewegungseinschränkungen und Schwellungen oder Gelenksteifigkeit lassen sich mit Akupressur ebenfalls positiv beeinflussen.

Die Behandlung
Biegung des Teiches (Drei Meilen)
• drücken (mittelstark), bis zu 10 Minuten.

Handgelenksknochen
• drücken (kräftig), 5–10 Minuten.

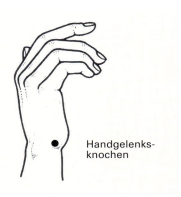
Handgelenksknochen

Äußere Grenze (zwei Querfinger hinter dem Handgelenk, zwischen Elle und Speiche):
• drücken (kräftig), 5 Minuten.

Spezialzonen an den Fingergelenken mit dem Daumen akupressieren, den behandelten Finger dabei fest umschließen. Sind die Finger der ganzen Hand betroffen, schreibt die chinesische Heilkunde folgende Reihenfolge vor: Ringfinger, Daumen, Mittelfinger, Zeigefinger, Kleinfinger:
• drücken (mittelstark), 5–10 Minuten.

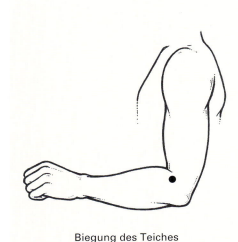
Biegung des Teiches

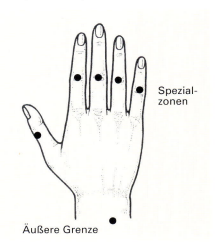
Spezialzonen

Äußere Grenze

Halsschmerzen

Halschmerzen können viele Ursachen haben, sie sind meist Begleitsymptom einer anderen Störung (beispielsweise grippaler Infekt, Mandelentzündung).
Eine akute Angina, die nicht ausgeheilt wird, kann viele Folgebeschwerden (Nierenleiden) auslösen. Bei starken Halsschmerzen mit Schluckbeschwerden muß unbedingt der Arzt aufgesucht werden!
Die Akupressur schafft Erleichterung beim unkomplizierten Halsschmerz, der sich in Form von Heiserkeit oder leichten Schluckbeschwerden bemerkbar macht.

Die Behandlung
Spezialzone Hals
• schieben (sanft), 3–5 Minuten.
Himmlisches Antlitz
• drücken (sehr sanft), 1 Minute.

Junger Händler (= Meisterpunkt der Lunge), mehrmals täglich mit dem Daumennagel stark akupressieren:
• drücken (kräftig), 5 Minuten.

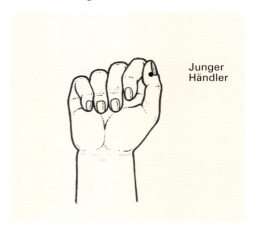

Lymphpunkt am Daumen, speziell für das Lymphsystem wirksam:
• drücken (mittelstark), 5 Minuten.
Talsenke wirkt regulierend auf die Schleimhautfunktion:
• drücken (kräftig), bis zu 10 Minuten.

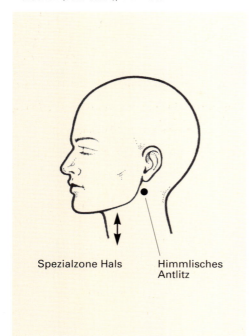

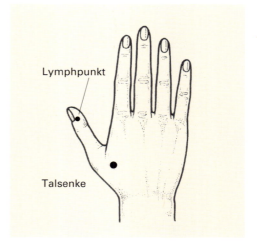

Beschwerden (A bis Z) und ihre Behandlung

Hämorrhoiden

Die Darmschleimhäute haben im Afterbereich die Form von längsgestellten Falten, in denen viele Venen verlaufen. Durch das Aussacken der Venenwände entwickeln sich Hämorrhoiden. Verantwortlich dafür sind unter anderem Bindegewebsschwäche, falsche Ernährung und damit einhergehende Verstopfung oder Bewegungsmangel. Eine Schwangerschaft begünstigt die Entstehung von Hämorrhoiden.
Durch Hämorrhoiden auftretende Schmerzen beim Sitzen und bei der Darmentleerung sowie unangenehmes Afterjucken lassen sich mit Akupressur günstig beeinflussen.

Die Behandlung
Yang-Vereinigung (zwei Querfinger unter dem Mittelpunkt der Kniekehle), Richtung Ferse akupressieren:
• drücken/vereinigen (mittelstark), 3 Minuten.
Stütze des Berges (in der Mitte der Erhebungen des Zwillingsmuskels), gleichzeitig auf beiden Seiten mit den Daumen akupressieren:
• drücken/vereinigen (kräftig), bis zu 10 Minuten.

Schulterknochen (bei waagerecht ausgestrecktem Arm im Grübchen über dem Schultergelenk), wirkt speziell gegen Juckreiz, beeinflußt das Gefäßsystem der Haut über das Vegetativum:
• drücken (kräftig), 5–10 Minuten.

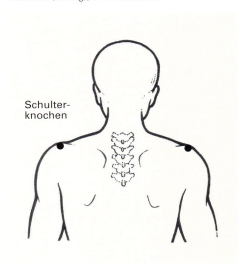

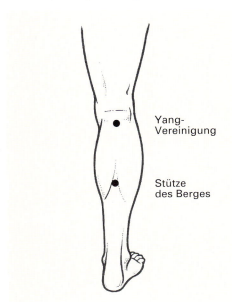

Hügel des Händlers, zur allgemeinen Stärkung des Bindegewebes:
• drücken (mittelstark), 5–10 Minuten.

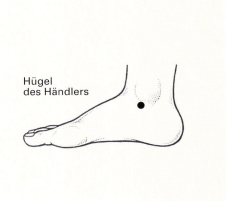

Beschwerden (A bis Z) und ihre Behandlung

Husten

Husten ist ein natürlicher Reflex des Körpers, um sich von Schadstoffen aus dem Atembereich zu befreien. Alles, was in den Atemwegen störend wirkt (Fremdkörper, Staub, Schleim, Schadstoffe durch Rauchen) und dadurch die Atmung behindert, löst einen Hustenreiz aus und wird durch krampfartige Luftstöße abgesondert. Husten ist notwendige Selbsthilfe des Körpers. Hustenunterdrückende Medikamente sollten deshalb mit Vorsicht und nur nach ärztlicher Verordnung genommen werden.
Akupressur wirkt beruhigend auf die gereizten Schleimhäute.

Die Behandlung

cha-ba-ex (im Halsgrübchen), bei starkem Hustenanfall mit kräftigem, gleichbleibendem Druck, abwechselnd mit **Talsenke** akupressieren:
- drücken (kräftig), 5 Minuten.

Konzentrierter Angriffspunkt
- drücken (mittelstark), 5–10 Minuten.

Talsenke
- drücken (kräftig), 5 Minuten.

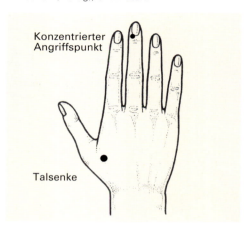

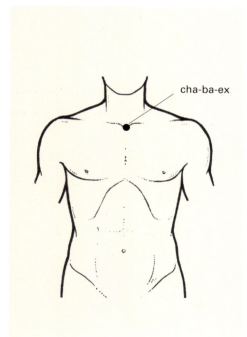

Weiße Seite (in der Mitte des Oberarms direkt auf Bizepshöhe), zur Linderung des Reizhustens nur 30 Sekunden lang akupressieren!
- drücken/teilen (sanft), 1–2 Minuten.

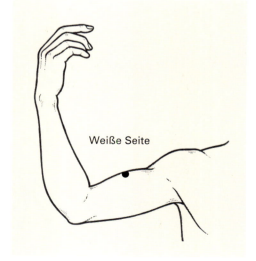

Beschwerden (A bis Z) und ihre Behandlung

Ischiasprobleme, Hexenschuß

Der Ischiasnerv ist einer der längsten Nervenstränge im menschlichen Körper; er verläuft von der Kreuzbeingegend bis zu den Zehen. Wird ein Nervenast eingeklemmt (durch Bandscheibenvorfall oder Wirbelverschiebungen), dann tritt der typische ziehende Ischiasschmerz mit Bewegungseinschränkung auf. Wird der Nerv an seinen Austrittsstellen am Wirbelkörper gequetscht, kann es zu Lähmungen kommen. Plötzlich nach einer ungünstigen Körperbewegung oder durch Verheben auftretende Beschwerden werden als »Hexenschuß« bezeichnet. Die Beschwerden können chronisch werden, wenn man die Ursachen nicht beseitigt (→ Wirbelsäulenprobleme, Seite 67). Akupressur bringt Schmerzerleichterung und lockert Muskelverspannungen.

Die Behandlung
Stützende Stelle wird in entspannter Bauchlage von einem Partner akupressiert:
• drücken/vereinigen (kräftig), bis zu 10 Minuten.

Mitte der Beugefalte (im Mittelpunkt der Kniekehle), kann vor dem Akupressieren etwa 2 Minuten lang punktiert werden:
• drücken/teilen (sanft bis mittelstark), 3 Minuten.

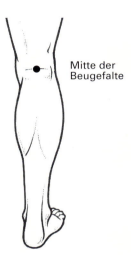

Mitte der Beugefalte

Berg der Götter (= Meisterpunkt des Schmerzes; auch »Hochberg in Tibet« genannt), bei schmerzenden Gliedmaßen Richtung Ferse akupressieren:
• drücken (kräftig), 5 Minuten.

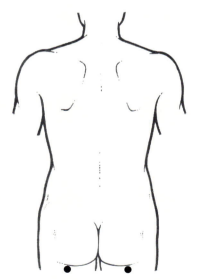

Stützende Stelle

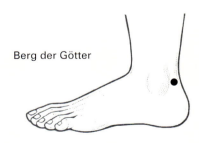

Berg der Götter

Knieschmerzen

Das Kniegelenk ist (ähnlich dem Ellbogen) besonders häufig Verletzungen und Überlastungen ausgesetzt. Ob altersbedingte Gelenkschmerzen oder Bewegungseinschränken, ob berufsbedingte Belastungen, Überforderungen der Kniegelenke durch sportliche Betätigung oder Übergewicht vorliegen – die Akupressur repariert zwar keine vorhandenen Schäden, verbessert aber die Schmerzsituation wesentlich und hilft in Einzelfällen, weitere Degenerationsprozesse aufzuhalten. Die wichtigste Behandlung besteht in der »locus-dolendi«-Therapie, der direkten Akupressur der schmerzenden Stellen.

Die Behandlung
Spezialpunkte
- drücken/teilen (mittelstark), 5–15 Minunten.

Durch das Akupressieren der 4 Spezialpunkte rund ums Knie wird der Schmerz verteilt und zerrieben. Dauer der Behandlung je nach Bedarf; es kann auch mehrmals täglich akupressiert werden.

Quelle des Yang-Hügels (in der Vertiefung vor und unter dem Wadenbeinköpfchen):
- drücken (kräftig), 10 Minuten.

Göttlicher Gleichmut/Drei Meilen
- drücken (kräftig), 5–15 Minuten.

Mitte der Beugefalte
- drücken/teilen (mittelstark), 3 Minuten.

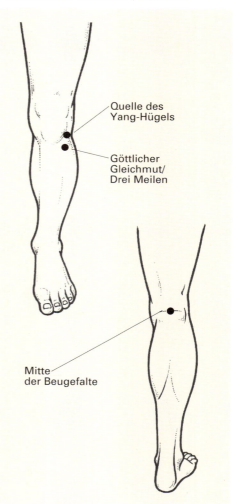

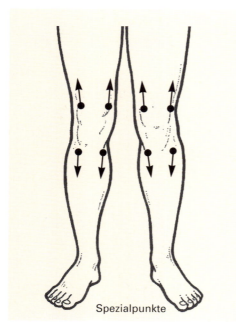

Spezialpunkte

Konzentrationsschwäche

Die Vielfalt der Einflüsse, die im Laufe eines Tages auf jeden von uns – vom Schulkind bis zum Berufstätigen – einwirken, machen es uns schwer, unsere Aufmerksamkeit über längere Zeit auf eine Sache zu konzentrieren. Dabei spielt es natürlich eine große Rolle, ob man das, was man tun soll, auch wirklich tun will. Liegt der Konzentrationsschwäche keine Funktionsstörung des Gehirns zugrunde, die nur der Arzt diagnostizieren und behandeln kann, hilft Akupressur, Energiedefizite im geistigen Bereich auszugleichen.

Schulkinder mit Konzentrationsstörungen jeden Morgen 10 Minuten lang ruhig und ohne zeitlichen Druck akupressieren.

Die Behandlung
Meer der Energie (= Hauptenergiepunkt zwei bis drei Querfinger, bei dicken Menschen oft vier bis fünf Querfinger unterhalb des Nabels), kann durch »Kneifen« mit Daumen und Zeigefinger zwischendurch aktiviert werden:
• drücken/teilen (sanft bis mittelstark), 5 Minuten.

Spezialzonen-Finger und **Spezialzone-Zehe** mit mäßigem Druck am besten morgens und abends akupressieren:
• drücken (mittelstark), 5–10 Minuten.
Beide Punkte haben eine reflektorische Beziehung zur Hirnanhangsdrüse, der Hypophyse.

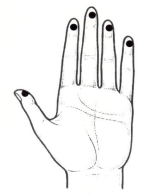

Spezialzonen Finger

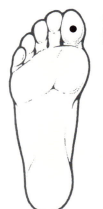

Spezialzone Zehe

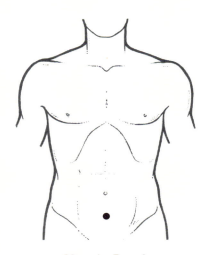

Meer der Energie

Kopfschmerzen, Migräne, Stirnkopfschmerzen (1)

Kopfschmerzen sind keine Krankheit, sondern ein Symptom. Kopfschmerz und Migräne können viele Ursachen haben – von Übermüdung über Hunger, Wetterfühligkeit und Sehproblemen bis hin zu einer trägen Gallenblasenfunktion; sie können aber vor allem bei Frauen auch hormonell bedingt sein. Durch Kopfschmerzen signalisiert der Körper, daß irgendetwas nicht in Ordnung ist – Schmerz ist ein Alarmsignal. Es nützt deshalb wenig, den Kopfschmerz medikamentös zu bekämpfen, ohne sich mit seinen Ursachen auseinanderzusetzen. Vier Arten von Kopfschmerzen werden unterschieden:
- Vorübergehende, situationsbedingte Kopfschmerzen (hier helfen meist schon Ruhe, Entspannung, frische Luft).
- Kopfschmerz, verursacht durch organische Störungen wie Magenbeschwerden oder durch Nackensyndrom. Klärung der Ursachen durch den Arzt!
- Migräne, der periodisch wiederkehrende heftige Kopfschmerz, wird oft von Übelkeit, Lichtempfindlichkeit, Sehstörungen und Erbrechen begleitet. Zwischen den Anfällen fühlen sich die Betroffenen aber ganz gesund.
- Kopfschmerz als Folge von Verletzungen (Blutungen).

Finden Sie selbst heraus, über welche Druckpunkte Sie Ihre Kopfschmerzen am besten lindern können. Um gezielt behandeln zu können, muß die Ursache von Kopfschmerz und Migräne geklärt werden.
Bei anhaltenden Kopfschmerzen unbedingt den Arzt aufsuchen!
Bei Kopfschmerzen sollte man sich fragen, was den Kopf belastet. Oft überfordern wir ihn, wir wollen alles im Kopf haben, alles mit dem Kopf (Verstand) erledigen – und werden »kopflastig«. Kopfschmerzen sind aus ganzheitlicher Sicht auch Hinweis auf eine gestörte Balance zwischen oben und unten, zwischen dem Verstandes- und dem Gefühlsbereich, zwischen Denken und Handeln.
Sie können auch Kopfschmerzen bekommen, wenn Ihnen jemand »den Kopf verdreht« oder Ihnen etwas »zu Kopf steigt«, wenn Sie einen »kühlen Kopf bewahren« oder »mit dem Kopf durch die Wand« wollen.

Akupressur bei Schädeldach- und Hinterhauptschmerzen (→ auch: Wirbelsäulenprobleme, Seite 67).
In den wenigsten Fällen ist der Kopf die eigentliche Ursache von Kopfschmerzen, und die auf Symptom-Beseitigung ausgerichtete Schulmedizin kennt keine wirksame Therapie, mit der die Schmerzursache zu heilen ist, auch keine Vorbeugemaßnahmen. Es hilft aber wenig, den Kopfschmerz mit schmerzstillenden Medikamenten vertreiben zu wollen. Solche Medikamente haben oft starke Nebenwirkungen und bringen nur vorübergehend ein Symptom zum Verschwinden; sie sollten wirklich nur als Notlösung in Ausnahmefällen genommen werden.
Sorgen Sie für eine geregelte Verdauung, viel Bewegung in frischer Luft, und versuchen Sie, unvermeidbare körperliche und seelische Überlastung stets auch wieder auszugleichen.

Die Behandlung

Quelle des Yang-Hügels, wirkt krampflösend:
- drücken (kräftig), 10 Minuten.

Göttlicher Gleichmut, zur psychischen Harmonisierung:
- drücken (kräftig), 10 Minuten.

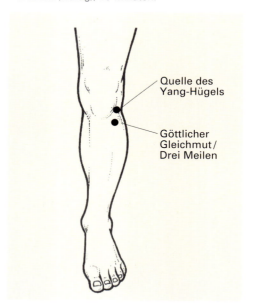

Quelle des Yang-Hügels

Göttlicher Gleichmut / Drei Meilen

Beschwerden (A bis Z) und ihre Behandlung

Insel der Mitte, zur Schmerzlinderung:
• drücken (mittelstark), 5 Minuten.

Spezialpunkte, den Schmerz gleichmäßig in alle Richtungen »zerreiben«:
• drücken/»zerreiben«, bei Bedarf.
Schwanz des Fisches (am Ende der Augenbrauen als leichte Vertiefung spürbar), bei Spannungskopfschmerz und Migräne:
• drücken (mittelstark), 5 Minuten.

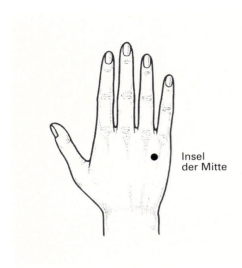

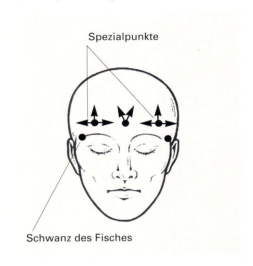

Höchste Attacke, wenn der Schmerz fast unerträglich wird:
• drücken (kräftig), bei Bedarf.

Göttliches Tor (= ausgleichender Energiepunkt):
• drücken (mittelstark), 5 Minuten.

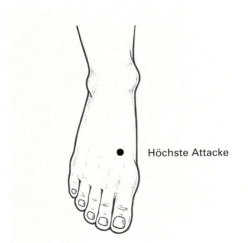

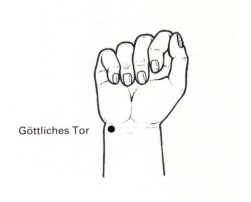

43

Beschwerden (A bis Z) und ihre Behandlung

Kopfschmerzen, Migräne, Stirnkopfschmerzen (2)

Grenzpunkt des Angreifers, speziell bei Spannungskopfschmerz:
• drücken (kräftig), 3 Minuten.

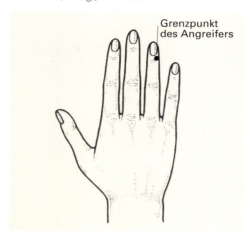

Scheitelpunkt (Mittelfinger-Innenseite, am Mittelgelenk) und **Hinterhauptpunkt** (Kleinfinger-Außenseite, am Mittelgelenk) in Pfeilrichtung akupressieren:
• drücken (kräftig), 5 Minuten.
Hals-Nackenpunkt (direkt zwischen den Fingergrundgelenken):
• drücken (kräftig), 5 Minuten.

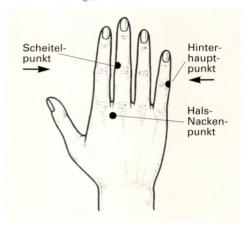

Weiher des Windes (unter dem Schädel, zwischen Kopfwender- und Trapezmuskel), bei beginnendem Kopfschmerz:
• drücken (mittelstark), 3 Minuten.

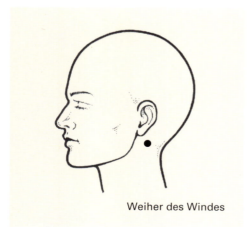

Weiher des Windes

Vorderkopfpunkt (auf der Zeigefinger-Innenseite am Mittelgelenk) in Pfeilrichtung akupressieren:
• drücken (kräftig), 5–10 Minuten.

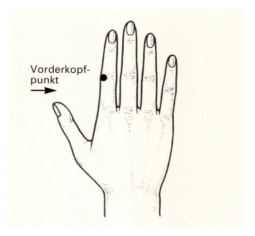

Beschwerden (A bis Z) und ihre Behandlung

Augenpunkte (wirksam auch bei Migräne): Mit der Innenseite des zweiten Zeigefingergliedes die Augenpunkte von innen nach außen einzeln akupressieren; zusätzlich die weiteren Schmerzpunkte vorsichtig »verreiben«.
• sanfte, rhythmische Massage, bei Bedarf.

Hängende Glocke, (fünf Querfinger über der äußeren Knöchelspitze am Rand des Wadenbeins) wirkt spannungslösend:
• drücken (mittelstark), 3 Minuten.

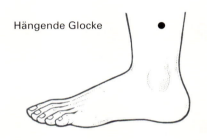
Hängende Glocke

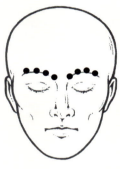

Augenpunkte

Treffpunkt der 3 Yin, bei hormonellen Störungen als Ursache und bei Kopfschmerzen im Zusammenhang mit der Menstruation zusätzlich akupressieren:
• drücken/teilen (sanft beginnend), 5–10 Minuten.

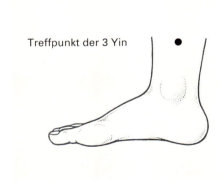
Treffpunkt der 3 Yin

Beschwerden (A bis Z) und ihre Behandlung

Magen-Darm-Störungen

Entzündungen der Schleimhäute gehören zu den häufigsten Störungen im Verdauungstrakt. Vorübergehende Magenbeschwerden im Alltag sind in den meisten Fällen verursacht durch Schleimhautreizungen: Aufgrund nervöser Impulse kann die Magenwand zuviel Säure produzieren, wodurch die Schleimhäute gereizt und entzündet werden. Redensarten wie: »Es liegt mir etwas im Magen« – »Daran habe ich zu kauen« – »Das habe ich noch nicht verdaut« – »Ich habe viel schlucken müssen« weisen auf die enge Verbindung zwischen seelischem Erleben und körperlichen Reaktionen hin.

Natürliche Heilverfahren sind in der Regel wirksamer als schulmedizinische Behandlungen, die nur in einer chemischen Neutralisierung der überschüssigen Magensäure bestehen; säurebindende Medikamente haben zwar auch eine schmerzlindernde Wirkung, beeinträchtigen aber zugleich den Verdauungsvorgang. Eine gezielte naturgemäße Therapie sollte die Säureüberproduktion verhindern können.

Um die Darmtätigkeit zu normalisieren, ist eine ausgewogene, ballaststoffreiche Ernährung sehr wichtig. Schonkost erleichtert zwar die Verdauung (und bessert damit die Schmerzen), trägt aber nicht zur Heilung bei. Im Bedarfsfall für Entleerung und Entschlackung des Darmes durch Fasten sorgen (Bücher, die weiterhelfen, → Seite 77).

Leichte Magenschleimhautentzündungen können mit Akupressur innerhalb von 3 bis 7 Tagen zum Abklingen gebracht werden.

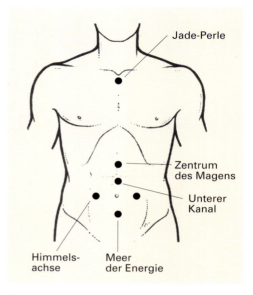

Unterarm-Zone
• schieben (Richtung Handgelenk), 7 Minuten.
Drei Meilen
• drücken (mittelstark bis kräftig), 10 Minuten.

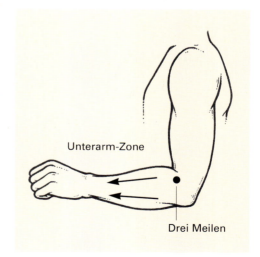

Die Behandlung

Himmelsachse (drei Querfinger vom Nabel entfernt):
• drücken/teilen (mittelstark), 5 Minuten.
Jade-Perle und **Zentrum des Magens** bei Aufstoßen (Sodbrennen), kombiniert akupressieren:
• drücken (leicht), 3 Minuten.
Zentrum des Magens (am oberen Brustbeinende, unter **cha-ba-ex**):
• drücken/teilen (mittelstark), 5 Minuten.
Unterer Kanal, vor allem bei Krämpfen:
• drücken/teilen (mittelstark), 5–10 Minuten.
Meer der Energie (drei Querfinger vom Nabel entfernt):
• drücken (mittelstark bis kräftig), 3 Minuten.

Beschwerden (A bis Z) und ihre Behandlung

Tauender Bach
• drücken (kräftig), 5 Minuten.
Grausame Bezahlung (Harmonisierungspunkt), am besten bei Bettruhe mit Partnerhilfe akupressieren:
• drücken (kräftig), 3–5 Minuten.

Hintere Furche (an der Außenkante der Handinnenfläche):
• drücken (kräftig), 5 Minuten.
Innerer Grenzwall (drei Querfinger hinter dem Handgelenk)
• drücken (sanft beginnend), 3 Minuten.

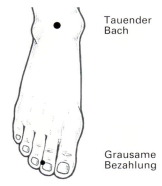

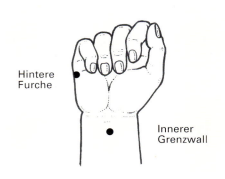

Oberer großer Marktplatz (zwei Querfinger oberhalb der Mitte zwischen Knöchel und Kniegelenk) bei Blähungen und Völlegefühl:
• drücken/vereinigen (mittelstark), 10 Minuten.

Talsenke, wirkt beruhigend auf die Schleimhäute und normalisiert ihre Funktionen:
• drücken (kräftig), bis zu 10 Minuten.
Göttlicher Gleichmut (Energiepunkt mit harmonisierender Wirkung, → Seite 20) kann zusätzlich akupressiert werden.

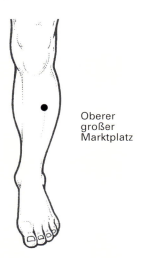

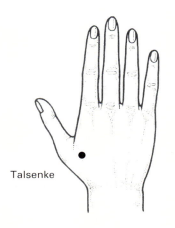

Beschwerden (A bis Z) und ihre Behandlung

Menstruationsbeschwerden

Vor allem junge Frauen leiden häufig daran. Unregelmäßige Monatsblutungen oder Regelschmerzen (nicht selten sogar beides) werden meist durch leichte Störungen im Hormonhaushalt verursacht. Psychische Faktoren spielen dabei eine große Rolle. Besonders unangenehm ist das sogenannte prämenstruelle Syndrom mit Beschwerden wie Kopf-, Bauch- und Rückenschmerzen, Schwellungen, Ausschlägen, Depressivität, Lethargie, Reizbarkeit, Schwächung der Libido und sogar erhöhter Unfallneigung.
Akupressur harmonisiert den Gesamtzustand und aktiviert die körpereigene Kontrollinstanz der Hormonproduktion (Hypophyse). Dadurch stabilisiert sich die hormonelle Versorgung.
Wichtig: Nach der Behandlung dieser Punkte 30 Minuten ruhen!

Die Behandlung
Konzeptionspunkt (drei Querfinger über der Augenbrauenlinie):
• drücken (mittelstark), 5 Minuten.
Punkt der Großzehenbeere, steht in reflektorischer Beziehung zur Hypophyse (Hirnanhangsdrüse, hormonelles Steuerungszentrum):
• drücken (mittelstark), 5–10 Minuten.
Hervorströmender Frühling
• drücken (sanft), 10–15 Minuten.
Gleichbleibender leichter Druck mit dem Daumenballen wirkt entspannend und beruhigend (Partnerhilfe).
Geheime Helle, bei zu starken Blutungen:
• drücken (mittelstark bis kräftig), 5 Minuten.
Treffpunkt der 3 Yin, bei Krämpfen während der Regel (Krämpfe der Gebärmuttermuskulatur) und bei unspezifischen Monatsschmerzen:
• drücken (sanft beginnend), 5–10 Minuten.

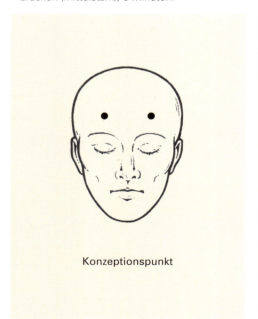

Konzeptionspunkt

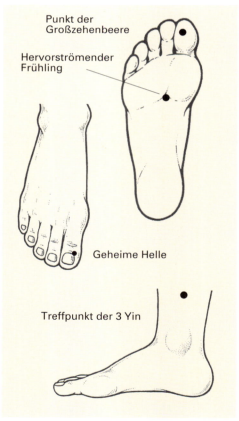

Punkt der Großzehenbeere
Hervorströmender Frühling
Geheime Helle
Treffpunkt der 3 Yin

Beschwerden (A bis Z) und ihre Behandlung

Müdigkeit

Müdigkeit und spürbarer Energiemangel sind meist Begleiterscheinungen anderer Störungen und Symptome, so von Kreislaufproblemen, grippalen Infekten, Verdauungsstörungen oder Angstzuständen. Dauernde Müdigkeit und Antriebsschwäche können auch auf eine unzureichende Nährstoffversorgung des Organismus, auf gestörte Schilddrüsen- oder Leberfunktion hinweisen; lassen Sie die Ursachen von Ihrem Arzt klären!

Die Akupressur dient der Kreislaufanregung und setzt kurzfristig Energiereserven frei – gehen Sie mit diesen Kraftreserven auf keinen Fall verschwenderisch um. Sorgen Sie für ausreichende Ruhe, für Erholung und genügend Schlaf!

Die Behandlung

Meer der Energie wird durch »Kneifen« zwischen Daumen und Zeigefinger aktiviert:
• drücken (mittelstark), 5–10 Minuten.

Spezialpunkt am ersten Kleinfingergelenk (Gelenkfurche), bei Bedarf mit dem Daumennagel akupressieren:
• drücken (kräftig), maximal 30 Sekunden.

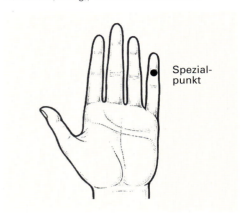

Konzentrierter Angriffspunkt und **Überschlagende Welle** wirken als Anregungspunkte zur Mobilisierung von Kraftreserven:
• drücken (kräftig), 5 Minuten.

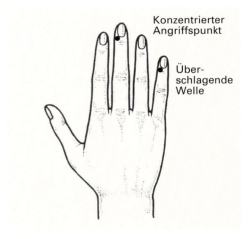

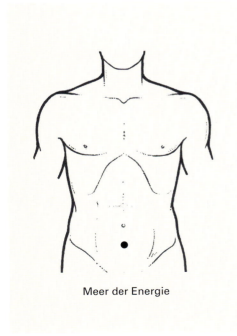

Meer der Energie

Göttlicher Gleichmut und **Drei Meilen** (→ Seite 20 und 46) zusätzlich akupressieren.

Beschwerden (A bis Z) und ihre Behandlung

Nasenbluten

Nasenbluten ist meist die Folge einer Einwirkung von außen (Schlag, Sturz, Kratzen, kräftiges Schneuzen); sehr selten ist es Anzeichen von schwereren Störungen (Bluthochdruck, krankhafte Veränderungen im Blut). Häufigste Ursache ist das Aufreißen von ausgetrockneten Nasenschleimhäuten.

Für das Bluten aus nur einem Nasenloch ist meist eine örtliche, direkte Ursache verantwortlich, während das Bluten aus beiden Nasenlöchern gleichzeitig meist durch eine allgemeine Störung verursacht wird.

Im allgemeinen klingt Nasenbluten nach wenigen Minuten unter der Behandlung ab. Bei unstillbarem Nasenbluten den Arzt rufen!

Allgemeine Maßnahmen: Aufrecht sitzen, nicht sprechen, nicht schneuzen, ruhig durch den Mund atmen, Kopf nicht nach hinten lagern! Eisbeutel oder mit kaltem Wasser getränkte Tücher in den Nacken legen, die Nasenöffnungen leicht zusammendrücken.

Die Behandlung

Höchste Attacke und **Göttlicher Gleichmut** können von einem Partner gleichzeitig akupressiert werden:
• drücken (mittelstark), 5 Minuten.

Bestimmter Weg
• drücken (kräftig), 5 Minuten.

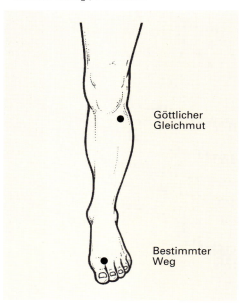

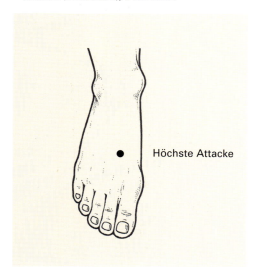

Talsenke (= Schleimhautpunkt) eignet sich am besten für die Selbstbehandlung:
• drücken (kräftig), 5 Minuten.

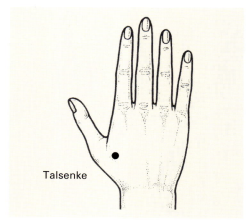

Beschwerden (A bis Z) und ihre Behandlung

Nebenhöhlen-Entzündung

Bei vielen Menschen sind die Schleimhäute in den Nebenhöhlen (Kiefer-, Stirn- und Siebbeinhöhlen) chronisch gereizt. Schon durch geringe Anlässe wie Zugluft, Temperaturschwankungen kann die Entzündung akut werden (Sinusitis). Begleiterscheinungen sind erhöte Druckempfindlichkeit im Bereich der Nebenhöhlen, verstopfte Nase, nasale Stimme, manchmal Kopfschmerzen oder erhöhte Körpertemperatur. Dauert der Schnupfen länger als eine Woche, deutet dies meist auf eine Nebenhöhlenentzündung hin. Akupressur unterstützt die Behandlung mit Dampfinhalation, Wärme und abschwellend wirkenden Nasentropfen; bei langfristiger Anwendung wird durch Ausheilen der Schleimhautentzündung eine deutliche Besserung erreicht.

Die Behandlung
Vierfache Helligkeit
(spürbar in einem leichten Grübchen) sanft und ausdauernd akupressieren! Bis fünf Behandlungen täglich!
• drücken (sanft beginnend), 3–5 Minuten.

Junger Händler ist als Lymphpunkt wirksam:
• drücken (mittelstark), 3–5 Minuten.

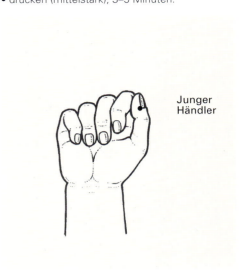
Junger Händler

Talsenke, heilende Wirkung bei Reizzuständen der Schleimhäute:
• drücken (mittelstark bis kräftig), 5 Minuten.

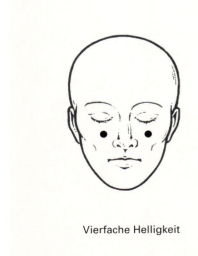
Vierfache Helligkeit

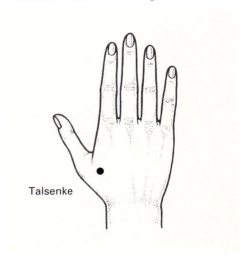
Talsenke

Beschwerden (A bis Z) und ihre Behandlung

Nervosität, Neurasthenie

»Neurasthenie« – diese Diagnose wird relativ schnell gestellt – bedeutet, daß aufgrund eines nervlichen Reizzustandes auf eine Übererregbarkeit sehr rasch Erschöpfung und Ermüdung folgen. Diese unharmonischen Zustände im Nervensystem zeigen eine weitgefächerte Symptomatik: Übermäßiges Schwitzen, Schlaflosigkeit, Herzklopfen (ohne organische Störungen) oder allgemeine Unruhe und Angst sind meistens Zeichen einer nervösen Fehlsteuerung. Störungen des Nervensystems – in welcher Form auch immer – sind in fortgeschrittenem Stadium ein deutlicher Hinweis darauf, daß die körpereigenen Selbststeuerungskräfte mit irgendwelchen Einflüssen nicht fertig werden.
Mit Akupressur werden die Energien im psychovegetativen Bereich reguliert und harmonisiert.

Die Behandlung
Taubenschwanz (am unteren Ende des Brustbeins):
• drücken (mittelstark), 5–10 Minuten.
Meer der Energie setzt auch bei allgemeiner Schwäche Energien frei:
• drücken (sanft bis mittelstark), 5–10 Minuten.

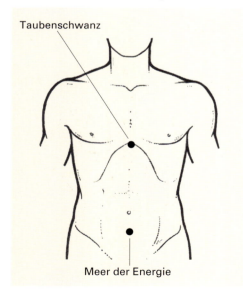

Göttliches Tor
• drücken (mittelstark), 3–5 Minuten.

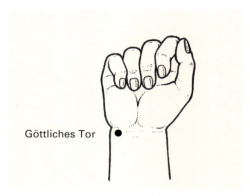

Unterarm-Zone
• schieben (Richtung Ellbogen), 10mal pro Arm.
Niedriges Meer (in der Mitte zwischen den Gelenkknochen des Oberarms und dem Ende der Ellbogenfalte), bei innerer Unruhe und seelischen Störungen allgemein:
• drücken (sanft), 5 Minuten.

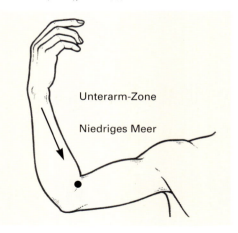

Zusätzlich den Punkt **Göttlicher Gleichmut** (→ Seite 20) akupressieren: morgens mit Johanniskrautöl (Signal für Aktivität), abends mit Distelöl (Signal für Ruhe)!

Beschwerden (A bis Z) und ihre Behandlung

Nikotinabhängigkeit

Rauchen erhöht das Risiko für viele Krankheiten enorm. Die Akupressur setzt bei der Stärkung des Nervensystems an. Ist der Betroffene stark genug, sich aus dieser Abhängigkeit zu befreien, wird Rauchen als Ausgleich eines Energiedefizits überflüssig.

In einer Entwöhnungsphase können viele unangenehme Entzugserscheinungen mit Hilfe von Akupressur entschärft werden.

Rauchen ist aber auch oft nur ein erlerntes Verhalten und als solches Gewohnheit. In diesem Fall sollte man »umlernen«, das heißt, statt zur Zigarette zu greifen, sich anderen Tätigkeiten zuwenden (wie wär's zum Beispiel mit Akupressur?).

Die Behandlung
Göttlicher Gleichmut und **Göttliches Tor** – Spezialpunkte für Ausgeglichenheit und Harmonie:
• drücken (kräftig), 10 Minuten.

Spezialpunkt am Zeigefinger (dem Mittelfinger zugewandter Nagelfalzwinkel), bei Nervendegenerationserscheinungen:
• drücken (kräftig), 5–10 Minuten.

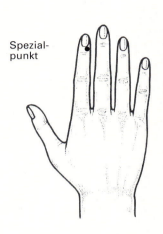

Spezialpunkt

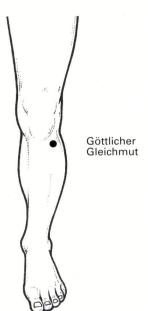

Göttlicher Gleichmut

Göttliches Tor
• drücken (mittelstark), 5 Minuten.

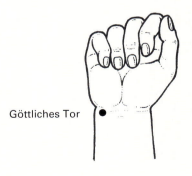

Göttliches Tor

Beschwerden (A bis Z) und ihre Behandlung

Prostatabeschwerden

Die Prostata (Vorsteherdrüse) am Blasenausgang ist etwa kastaniengroß und umschließt die Harnröhre. Vergrößerung und Entzündungen dieser Drüse sind die häufigsten Beschwerden. Eine Prostatavergrößerung engt den Blasenausgang ein. Häufiger Harndrang, Brennen beim Harnlassen, verzögerter Beginn des Harnabflusses (Harnträufeln) bis zur völligen Unmöglichkeit der Blasenentleerung sind die Folge.
Rückenschmerzen, häufiger Harndrang und Schwierigkeiten beim Harnlassen sind Symptome einer Prostataentzündung; sie kann leicht chronisch werden. Prostataprobleme wirken oft auf das psychische Empfinden.
Mit Akupressur läßt es sich verhindern, daß die Beschwerden chronisch werden.

Die Behandlung
Meer der Energie möglichst in entspannter Lage akupressieren (Partnerhilfe); kann auch wirkungsvoll durch »teilen« und »vereinigen« beeinflußt werden!
• drücken/teilen/vereinigen (mittelstark bis kräftig, bis zu 10 Minuten.

Göttlicher Gleichmut
• drücken (mittelstark), 10 Minuten.

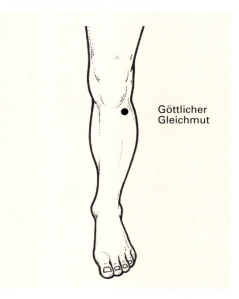

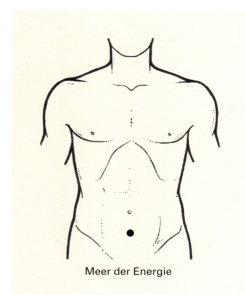

Meer der Energie

Treffpunkt der 3 Yin, wirkt harmonisierend auf den gesamten Genitalbereich:
• drücken/teilen (mittelstark bis kräftig), 5 Minuten.

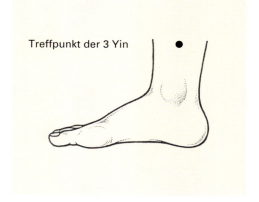

Beschwerden (A bis Z) und ihre Behandlung

Reisekrankheit, Seekrankheit

Schweißausbrüche, Übelkeit, Erbrechen oder Kreislaufstörungen sind die Erscheinungen dieser Störung. Ursache ist eine Fehlleitung der motorischen Nervenimpulse. Meist hilft schon das intensive Konzentrieren auf einen festen Bezugspunkt, um den Brechreiz zu bekämpfen (bei verdorbenem Magen darf das Erbrechen nicht unterdrückt werden!). Häufiges Erbrechen führt zu hohem Flüssigkeits- und Mineralsalzverlust, der lebensbedrohend werden kann, wenn er nicht rasch wieder ausgeglichen wird! (Ungesüßter Kräutertee mit Kochsalzzusatz oder fertige Lösungen aus der Apotheke.)
Akupressur wirkt beruhigend auf die Motorik des Verdauungstraktes.

Die Behandlung
Meisterpunkt des Magens und **Göttlicher Gleichmut,** zunächst mit sanftem Druck, allmählich kräftiger akupressieren:
• drücken (leicht bis kräftig), 5–10 Minuten.

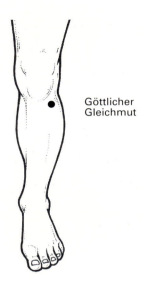

Göttlicher Gleichmut

Strom im Hinterland (zwei Querfinger oberhalb der Spitze des inneren Knöchels, direkt neben der Achillessehne), wirkt auch bei Problemen der Schweißausscheidung:
• drücken (kräftig), 5 Minuten.

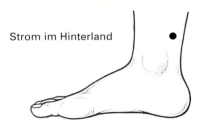

Strom im Hinterland

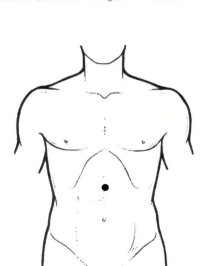

Meisterpunkt des Magens

Beschwerden (A bis Z) und ihre Behandlung

Rheumatische Beschwerden

Rheuma kann als »Volkskrankheit« bezeichnet werden; überaus große Häufigkeit und Vielfalt der Entstehungsursachen und Erscheinungsformen sowie die Tatsache, daß es keine wirksame schulmedizinische Rheuma-Therapie gibt, machen diese Krankheit zu einem gesundheitspolitischen Problem. Als Rheumatismus werden sehr viele und sehr verschiedenartige Veränderungen in den Teilen des Bewegungsapparates bezeichnet. Bewegungseinschränkungen, starke Schmerzen und Schwellungen sind die Beschwerden, unter denen Rheumakranke leiden. Akupressur greift in den Stoffwechsel ein (Ernährung überprüfen! → Seite 77) und lindert den Schmerz (→ auch Beinschmerzen, Seite 25, Gelenkschmerzen, Seite 35, Schmerzen, Seite 59).

Die Behandlung

Drei Meilen, bei Bewegungseinschränkungen, bei Schmerzen oder Lähmungserscheinungen und Empfindungsstörungen in Armen und Schultern:
• drücken (mittelstark), 5 Minuten.

Insel der Mitte, zur raschen Schmerzlinderung (spannungslösender, harmonisierender Punkt bei vielen Formen von Bewegungseinschränkung):
• drücken (kräftig), bei Bedarf.

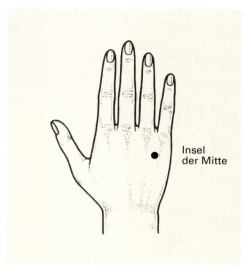

Insel der Mitte

Treffpunkt der 3 Yin
• drücken/teilen (mittelstark), 5 Minuten.

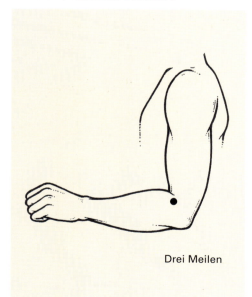

Drei Meilen

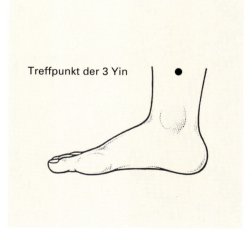

Treffpunkt der 3 Yin

Beschwerden (A bis Z) und ihre Behandlung

Rückenschmerzen

Verkrampfungen der Rückenmuskulatur und Wirbelsäulenschäden durch Abnutzung der Bandscheiben, verursacht durch sitzende Tätigkeit im Beruf oder durch einseitige Belastungen in der Freizeit, führen in vielen Fällen zu chronischen Rückenschmerzen.
Akupressur wirkt harmonisierend auf den Spannungszustand der Muskulatur (Muskeltonus) ein. Über den Spezialpunkt KA-TE wird eine generelle Entspannung der Wirbelsäulenmuskulatur erreicht, dadurch wiederum eine Entlastung der Nevenaustrittsstellen an den Wirbelkörpern.

Die Behandlung
Spezialpunkt KA-TE (links und rechts direkt über dem Beckenknochen), in entspannter Lage akupressieren (Partnerhilfe):
• drücken/teilen (sanft bis mittelstark), 10 Minuten.

Spezialpunkt der Reisbauern – sie drücken ihn bei Rückenschmerzen, die durch die gebeugte Haltung bei der Feldarbeit entstehen – (direkt hinter den Knöcheln, ein Querfinger hinter dem Punkt **Insel der Mitte**):
• drücken (kräftig), 5 Minuten.

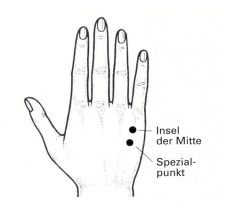

Mitte der Beugefalte
• drücken (sanft), 3 Minuten.

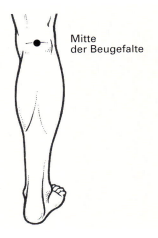

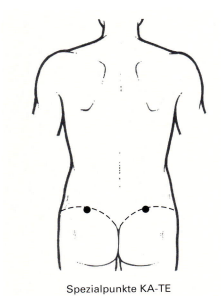

Spezialpunkte KA-TE

Insel der Mitte (im Winkel der Vereinigung von viertem und fünftem Mittelhandknochen):
• drücken (kräftig), 5 Minuten.

Zusätzlich: »verreiben« aller schmerzenden Stellen.

Beschwerden (A bis Z) und ihre Behandlung

Schlafstörungen

Schlafstörungen, oft Beginn des Teufelskreises von verändertem Wach-/Schlafrhythmus und Flucht in Tablettenabhängigkeit, sind zum einen meist Symptom anderer Probleme, zum anderen können sie Ursache weiterer Störungen werden. Mit Akupressur behandeln wir sowohl Einschlafstörungen als auch Durchschlafstörungen. Bei Einschlafstörungen ist die Leitung für das Ruhesignal des Körpers blockiert (durch übergroße Gehirnaktivität oder seelische Belastungen). Wenn es mit Einschlafen- oder Weiterschlafenwollen überhaupt nicht geht, scheint vielen der Griff zur Schlaftablette die einzige Rettung zu sein (Gewöhnungseffekt, Suchtgefahr!).
Ziel der Akupressur ist die Wiederherstellung der inneren Ruhe durch psychische Harmonisierung. So wird die Einnahme von Schlafmitteln vermieden (→ auch Nervosität und Angstzustände, Seite 52 und 20).

Die Behandlung
Göttlicher Gleichmut
• drücken (langsam und mit voller Konzentration, kräftig), 10 Minuten.

Spezialpunkt (zwischen den Augenbrauen)
• drücken (langsam und mit voller Konzentration, sanft), 3–5 Minuten.

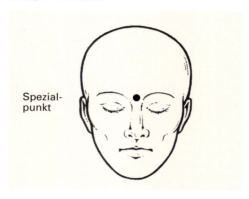

Stadt der Mitte
• drücken/vereinigen (langsam und mit voller Konzentration, mittelstark), 5 Minuten.

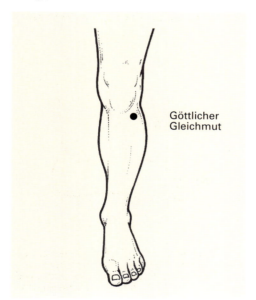

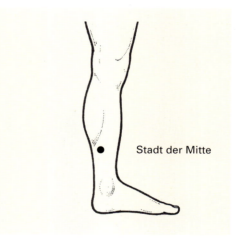

Wichtig: Bei Einschlafstörungen **Spezialpunkt** und **Göttlicher Gleichmut**, bei Durchschlafstörungen **Stadt der Mitte** und **Göttlicher Gleichmut** akupressieren.
Zusätzlich: Fingerkuppen-Akupressur (→ Konzentrationsschwäche, Seite 41).

Beschwerden (A bis Z) und ihre Behandlung

Schmerzen als Krankheitsbild

Schmerzen gelten in der Medizin erst seit wenigen Jahren als Krankheitsbild eigener Art. Allzu lange wurde der Schmerz als Signal für eine Störung in dem Körperteil betrachtet, in dem er auftrat (mechanistische Schmerztheorie), während Schmerzen außerhalb von erkrankten Körperpartien auf Fehlschaltungen im Leitungsnetz (Nerven) zurückgeführt wurden. Erfolge der Nadelstichanalgesie und die Entdeckung der körpereigenen Schmerzmittel (Encephaline und Endomorphine) machten diese Theorie zunichte. Schmerz wird nicht unbedingt durch körperliche Störungen verursacht, und die Intensität des Schmerzes entspricht nicht zwangsläufig der Schwere einer Verletzung.
Akupressur regt die Produktion körpereigener Schmerzmittel an.

Die Behandlung
Wasserrinne (Zentrum des Menschen), besonders wirksam bei akuten Schmerzen; kann auch im 10-Sekunden-Rhythmus mit der Zeigefingerspitze kräftig akupressiert werden:
• drücken (mittelstark), 3 Minuten.

Insel der Mitte, bei chronischen Schmerzen:
• drücken (kräftig), 5 Minuten.
Spezialpunkt (auf dem Handrücken):
• drücken (kräftig), 2–5 Minuten.

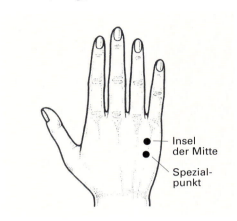

Hochberg in Tibet, bei Schmerzen aller Art (Hauptpunkt):
• drücken (mittelstark bis kräftig), 5–10 Minuten.

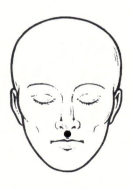

Wasserrinne

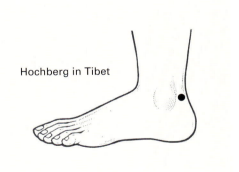

Hochberg in Tibet

Bei Phantomschmerzen (Projektion gespeicherter Schmerzinformation in einem nicht mehr vorhandenen Körperteil): **Göttlicher Gleichmut** und **Talsenke** (→ Seite 30) kombiniert akupressieren.

Beschwerden (A bis Z) und ihre Behandlung

Schnupfen, Heuschnupfen

Schnupfen ist Symptom vieler, oft unspezifischer Virusinfektionen. Aber auch mit der psychischen Verfassung (geschwächte Abwehr) steht der Schnupfen in Zusammenhang.
Heuschnupfen gehört zu den allergischen Erkrankungen. Er entwickelt sich meist im Kindesalter und kann zu Störungen in den Bronchien oder sogar zu Asthma führen. In der Hochsaison des Heuschnupfens (Blütezeit) können vorbeugend drei Behandlungsserien pro Tag durchgeführt werden (→ auch Nasennebenhöhlen-Entzündung, Seite 51).
Auch ein leicht beginnender Schnupfen kann auf Nasennebenhöhlen, Kiefer- oder Stirnhöhlen übergreifen.
Akupressur vermag einen beginnenden Schnupfen abzufangen und trägt wesentlich zur Linderung der Beschwerden bei.

Die Behandlung
Spezialpunkt, bei Infektionen im Nasen-Rachenraum:
• drücken (leicht), 5 Minuten.
Meister des Duftes wirkt harmonisierend, durchblutungsfördernd und schleimhautabschwellend:
• drücken (sanft beginnend), 5 Minuten.

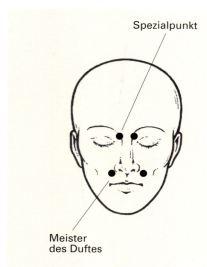

Große Grube (Zone):
• schieben, 3 Minuten.
Getreidespeicher, speziell bei Heuschnupfen:
• drücken (mittelstark), 5 Minuten.

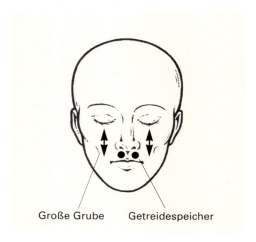

Talsenke wirkt wie **Meister des Duftes** harmonisierend, durchblutungsfördernd und schleimhautabschwellend:
• drücken/schieben (mittelstark), bei Bedarf mehrmals täglich 2 Minuten.

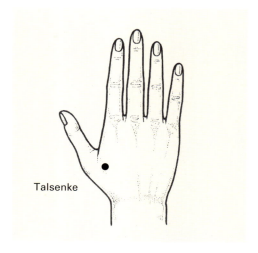

Sexualstörungen

Seelische Probleme (unbewußte Ängste, Schwierigkeiten mit dem Partner) stehen bei den Sexualstörungen im Vordergrund. Deshalb ist eine rein medikamentöse Therapie oft unwirksam. Befriedigendes Sexualleben ist auf die Dauer nur möglich, wenn die Partner körperlich und seelisch entspannt sind und sich in einer Atmosphäre begegnen können, die frei ist von Angst, Schuldgefühlen oder Leistungszwängen. Bei Frauen sind die Störungen oft versteckter, weil der Vollzug des Geschlechtsverkehrs dadurch nicht unbedingt verhindert wird (→ auch: Nervosität, Seite 52; Angstzustände, → Seite 20). Wenn es den Partnern gelingt, die Akupressur gemeinsam durchzuführen, kann das schon der erste Schritt zu einer erfolgreichen Behandlung sein.

Die Behandlung

Taubenschwanz, bei vorzeitigem Samenerguß; kann von der Partnerin vor und wärend des Verkehrs akupressiert werden:
• drücken (kräftig), 5 Minuten.

Meer der Energie
• drücken (mittelstark), 5 Minuten.

Große Erhebung sorgt für seelische Ausgeglichenheit (ebenso **Göttlicher Gleichmut,** → Seite 20):
• drücken (mittelstark), 5 Minuten.

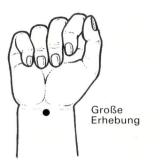

Große Erhebung

Spezialpunkt am Oberschenkel, bei Frigidität (Gefühlskälte) und bei ejakulativer Impotenz (Unfähigkeit zum Samenerguß):
• drücken/teilen/vereinigen (mittelstark), 5–10 Minuten.

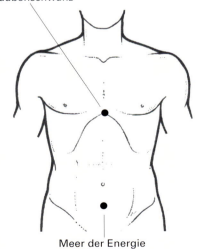

Taubenschwanz

Meer der Energie

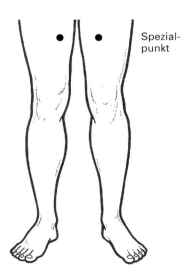

Spezialpunkt

Beschwerden (A bis Z) und ihre Behandlung

Stottern

Stottern wird in den meisten Fällen durch Ängstlichkeit und nervöse Spannungen hervorgerufen. Bei Kindern ist es eine entwicklungsbedingte und vorübergehende Sprachstörung, die man nicht dadurch verstärken sollte, daß man das Kind andauernd auf seine Fehler aufmerksam macht. (Familiäre Spannungen und Konflikte eröhen die Neigung zum Stottern!) Im Alter von 4 bis 5 Jahren zeigt sich meist, ob Reste des Stotterns noch vorhanden sind.
Neben einer Therapie arbeitet man mit Akupressur an den psychogenen Voraussetzungen, um Atmung und Sprechen wieder in Einklang zu bringen. Kinder sollten lernen, sich selbst zu behandeln.
Erfolgversprechend ist die langfristige Akupressur aller Punkte jeweils morgens und abends.

Die Behandlung
Taubenschwanz
- drücken (mittelstark), 10 Minuten.

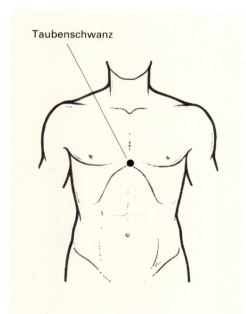

Taubenschwanz

Verbindung zur Innenwelt (eine Daumenbreite oberhalb des Handgelenks):
- drücken (mittelstark), bis zu 5 Minuten.

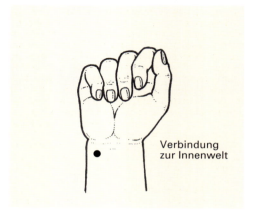

Verbindung zur Innenwelt

Flüssige Nahrung (zwischen Unterlippe und Kinnspitze):
- drücken (kräftig), 2–3 Minuten.

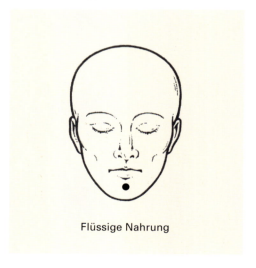

Flüssige Nahrung

Zusätzlich den Punkt **Göttlicher Gleichmut** (→ Seite 20) akupressieren.

Beschwerden (A bis Z) und ihre Behandlung

Übergewicht

Das Eßverhalten ist in der Mehrzahl der Fälle Spiegel des seelischen Befindens. Heißhunger, der die meisten Übergewichtigen quält, ist häufig nichts anderes als das Verlangen nach Zuwendung, Zärtlichkeit, Geborgenheit. Diese Dinge sind schon bei der Fütterung des Säuglings und der Nahrungsaufnahme des Kleinkindes sehr wichtig – die Adipositas (Fettsucht) geht oft auf frühkindliche Erziehungsmuster im Eßverhalten zurück. In nur 1–2 Prozent der Fälle ist die Fettsucht auf Hormonstörungen zurückzuführen!
Übergewicht ist ein Hauptrisikofaktor für Herzinfarkt, Zuckerkrankheit (Diabetes), Hirnschlag, Gefäßleiden, Verdauungsstörungen.
Mit Akupressur werden wichtige Steuerzentralen für das natürliche Hungerfühl aktiviert (→ auch: Vegetative Störungen, Seite 64).

Ein 4-Wochen-Programm:
Hintere Furche und **Tauender Bach** (→ Seite 46) nur morgens behandeln (Anregungspunkte).
Zahnfleischpunkt und **Auslöschender See** bei Auftreten von Hungergefühl jeweils etwa 30 Sekunden lang leicht akupressieren. **Göttlicher Gleichmut** (→ Seite 20) zusätzlich akupressieren.

Die Behandlung
Auslöschender See
• drücken (leicht), 30 Sekunden.

Zahnfleischpunkt (zwischen Oberlippe und Nasenöffnungen):
• drücken (leicht), 90 Sekunden.

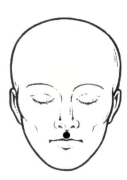

Zahnfleischpunkt

Spezialpunkt für Ausscheidungsfunktionen am Kleinfinger (erste Gelenkfurche), im Pulsschlagrhythmus mit dem Daumennagel akupressieren:
• drücken (kräftig), 20 Sekunden.
Hintere Furche
• drücken (kräftig), 5 Minuten.

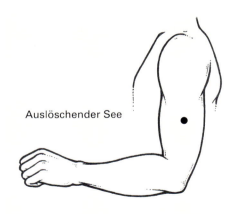

Auslöschender See

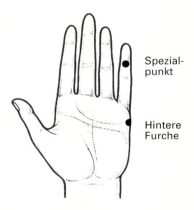

Spezialpunkt

Hintere Furche

Vegetative Störungen, vegetative Dystonie

Darunter verstehen wir alle unbewußten Fehlreaktionen des vegetativen Nervensystems – unabhängig davon, in welchen körperlichen Symptomen sie ihren Ausdruck finden. Die Schulmedizin stellt die Diagnose »vegetative Dystonie« bei allgemeinen Befindlichkeitsstörungen wie Kopfschmerz, Schlafstörungen, Kreislaufbeschwerden oder Schwindelgefühle, ohne daß eindeutige organische Befunde zu erheben sind. Die Beschwerden sind zunächst harmlos, können aber, werden sie nicht behandelt, zu bleibenden Störungen des Nervensystems führen.

Die Akupressur verhilft zu größerer Gelassenheit Alltagsproblemen gegenüber und damit zu einem gestärkten Selbstvertrauen.

Die Behandlung
Göttlicher Gleichmut (der Name des Punktes sagt in diesem Zusammenhang alles!):
• drücken (mittelstark), 10 Minuten.

Große Vereinigung
• drücken (sanft), 3–5 Minuten.

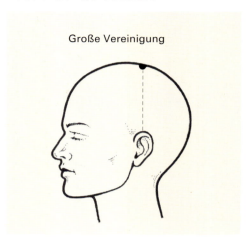

Große Vereinigung

Hervorströmender Frühling wird in entspannter Lage von einem Partner mit dem Daumenballen sanft akupressiert oder nur leicht gedrückt (Zone im Reflexbereich des Sonnengeflechts, wirkt reflektorisch direkt auf das vegetative Zentrum):
• drücken (sanft), 15–20 Sekunden.

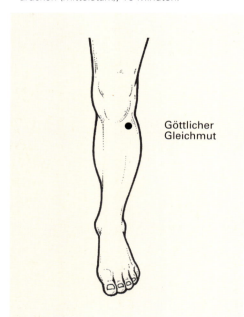

Göttlicher Gleichmut

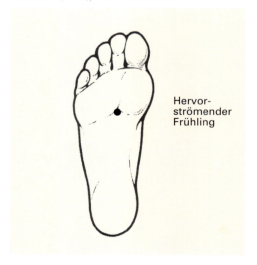

Hervorströmender Frühling

Beschwerden (A bis Z) und ihre Behandlung

Verstopfung

Neben Darminfektionen, Funktionsstörungen der Nebenschilddrüsen, Ernährungsfehlern oder Kaliummangel kommen für die Verstopfung auch seelische Probleme als Ursache in Frage. Menschen, die an Verstopfung leiden, beschreibt die ganzheitliche Heilkunde als ordnungsliebend, zurückhaltend, geizig, stark leistungsorientiert und ängstlich. Der Verstopfung kann sowohl eine Darmträgheit als auch eine Darmverkrampfung zugrundeliegen. Bei einer gut funktionierenden Verdauung ist Stuhlgang einmal pro Tag normal. Bewegen Sie sich viel, und passen Sie Ihre Ernährung (ballaststoffreiche Kost) den Erfordernissen des Stoffwechsels an. Abführmittel sollten nicht genommen werden, weil der Darm sich daran gewöhnt (→ auch Magen-Darm-Störungen, Seite 46).

Die Behandlung
Himmelsachse
• drücken (leicht), 2–4 Minuten.
Meer der Energie
• drücken (mittelstark), 5 Minuten.

Spezialzone am Zeigefinger, jeweils an der linken und der rechten Hand akupressieren:
• schieben (Richtung Fingerspitzen), je 10mal.
Hintere Furche
• drücken (kräftig), 5 Minuten.

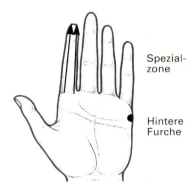

Göttlicher Gleichmut wirkt krampflösend auf die Darmmuskulatur (auch **Drei Meilen**, → Seite 46):
• drücken (kräftig), 10 Minuten.
Tauender Bach wirkt anregend:
• drücken (mittelstark bis kräftig), 5 Minuten.
Große Wahrheit wirkt ebenfalls anregend:
• drücken (mittelstark), 5 Minuten.

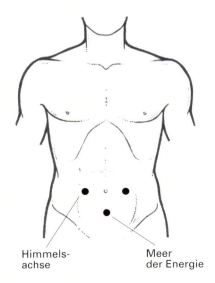

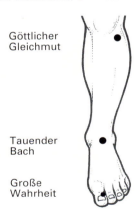

Zusätzlich: Den Punkt **Talsenke** (→ Seite 60) akupressieren.

Beschwerden (A bis Z) und ihre Behandlung

Wechseljahr-Beschwerden

Körper und Psyche müssen sich im Klimakterium auf eine veränderte hormonelle Situation einstellen. Zeichen dieser Hormonumstellung sind innere Unruhe, Hitzewallungen, Labilität, Antriebsschwäche. Die Eierstöcke stellen etwa zwischen dem 47. und 53. Lebensjahr ihre Tätigkeit ein. Fällt die damit verbundene verminderte Hormonproduktion unter einen kritischen Wert, muß mit Hilfe von Medikamenten ein stabiler Zustand erreicht werden.
Dieser Veränderungs- und Anpassungsprozeß von Körper und Psyche wird unterstützt durch Akupressur jener Punkte, die harmonisierende und stabilisierende Wirkung haben (→ Nervosität, Seite 52).
Wichtig: Neben einer vorbeugenden Behandlung der Punkte ist die Akupressur immer dann angezeigt, wenn eine der körperlichen Begleiterscheinungen spürbar wird.

Die Behandlung
Göttlicher Gleichmut
• drücken (mittelstark), 5–10 Minuten.

Spezialpunkt (direkt am Kinngrübchen):
• drücken (mittelstark), 3–5 Minuten.

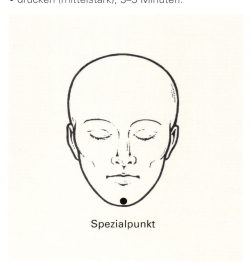

Spezialpunkt

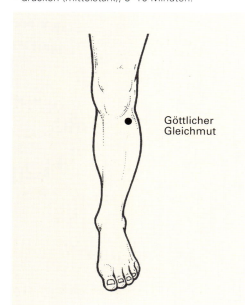

Göttlicher Gleichmut

Verbindung zur Innenwelt (eine Daumenbreite hinter dem Handgelenk in der Verlängerung des Kleinfingers):
• drücken (mittelstark), 3–5 Minuten.

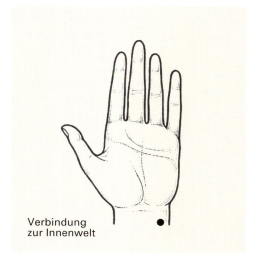

Verbindung zur Innenwelt

Beschwerden (A bis Z) und ihre Behandlung

Wirbelsäulenprobleme, Schulter-Arm-Schmerz

Die Wirbelsäule ist die wichtigste Bewegungsachse des Körpers. Durch Störungen im Wirbelsäulenbereich wird die Gesamtbeweglichkeit des Menschen eingeschränkt. Von einfachen, durch Massage zu behebenden Verspannungen der Muskulatur bis hin zu schweren Bandscheibenproblemen und Wirbelsäulenverkrümmungen reicht die Bandbreite der Störungen.
Ein gutes Training: Schwingen Sie sanft Ihre Wirbelsäule frei, indem Sie sie nach allen Richtungen biegen und dehnen, genau so wie eine Katze nach dem Aufwachen dafür sorgt, daß ihre Wirbel wieder einrasten (→ auch Rückenschmerzen, Seite 57, Schmerzen, Seite 59).

Die Behandlung
Himmelssäule (am Haaransatz im Nacken, am äußeren Rand des Trapezmuskels):
• drücken/teilen/vereinigen (mittelstark), 5 Minuten.
Spezialpunkt
• drücken (leicht bis kräftig), 10–15 Minuten.
Gewundene Mauer (am inneren oberen Ende des Schulterblattes).
• drücken/teilen (mittelstark), 5 Minuten.
Obere Grube (am oberen Kreuzbeinloch).
• drücken/teilen/vereinigen (mittelstark), 5–10 Minuten.
Insel der Mitte und **Spezialpunkt** (auf dem Handrücken):
• drücken (kräftig), 5 Minuten.

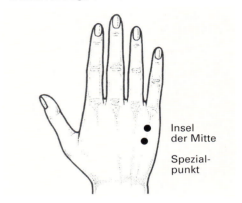

Hochberg in Tibet
• drücken (kräftig), 5 Minuten.

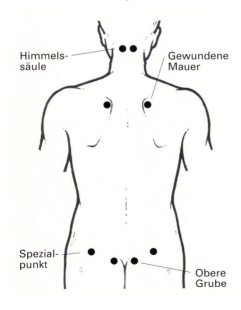

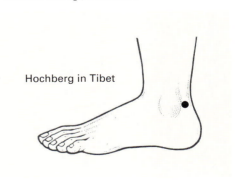

Alle schmerzenden Punkte und Zonen unter sanftem Druck »zerreiben«; später den Druck verstärken.
Zusätzliche Akupressur von **Hochberg in Tibet** und **Spezialpunkt** am Handrücken.

Beschwerden (A bis Z) und ihre Behandlung

Zahnschmerzen

Neben Kopfschmerzen gehört der Zahnschmerz wohl zu den häufigsten Schmerzen.
Die Akupressur ersetzt selbstverständlich keine zahnärztliche Behandlung. Wenn die Schmerzen jedoch plötzlich oder zum Wochenende auftreten, kann man sie mit Akupressur lindern. Auch die manchmal lange Zeit des Wartens auf ärztliche Versorgung (vor allem nachts) kann mit Akupressur gut überbrückt werden. Mit Reizung von zwei Punkten (im Mund und am Zeigefinger) wird die Schmerzweiterleitung kurzzeitig unterbunden und die Produktion von körpereigenen Schmerzmitteln angeregt.

Die Behandlung

Zahnfleischpunkt, kann sowohl von außen (Druck auf die Oberlippe) als auch von innen (Druck direkt auf das Zahnfleisch) akupressiert werden:
• drücken (leicht bis mittelstark), 2–5 Minuten.

Spezialzone an der Kleinfinger-Außenseite, vor allem bei Kindern wirksam:
• schieben, 5–7 Minuten.

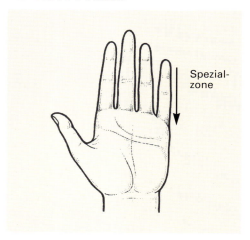

Spezialzone

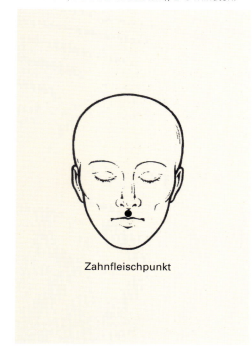

Zahnfleischpunkt

Yang-Käufer (am Nagelbett des Zeigefingers), eignet sich sehr gut zur Schmerzlinderung während der Behandlung beim Zahnarzt; mit dem Daumennagel akupressieren:
• drücken (kräftig), bei Bedarf.

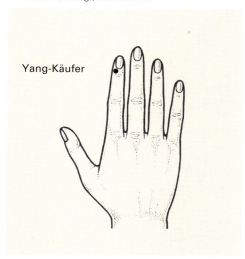

Yang-Käufer

Wissenswertes über Akupressur

Akupressur und Akupunktur

Das Wort Akupressur setzt sich zusammen aus den lateinischen Worten *acus = Spitze, Nadel, Punkt* und *premere/pressum = drücken.*
Akupressur bedeutet nichts anderes als Punkt-Drücken. Akupunktur – *pungere = stechen* – heißt dementsprechend Punkt-Stechen oder Nadel-Stechen. Akupressur und Akupunktur haben eine gemeinsame Geschichte; beide Heilmethoden entwickelten sich auf dem Fundament der chinesischen Heilmassage und der chinesischen Energielehre mit ihrer jahrtausendelangen Tradition.

Gemeinsame Geschichte

Da bei der Akupressur die körpereigenen Energien per Fingerdruck beeinflußt werden, ist sie im wirklichen Sinn eine *Be-Handlungsmethode**. In der Akupunktur dagegen bedient man sich zur Reizung der über tausend Energiepunkte an der Körperoberfläche (gelegen auf zwölf Meridianen und zwei Gefäßen, → Seite 12) der verfeinerten Technik der Nadelung mit Gold-, Silber- und Stahlnadeln. Während die Behandlung mit Nadeln eine spezielle Ausbildung erfordert, außerdem die genaue Kenntnis der Energiepunkte, ihrer Lage, Bedeutung und Wirkung, ist die Anwendung der Akupressur leicht zu erlernen. Diese Heilmethode, in China Teil der jahrtausendealten Volksmedizin, ist als Methode der Selbsthilfe jedem Chinesen vertraut.

Die Geschichte von Akupressur und Akupunktur ist seit etwa 5000 Jahren durch archäologische Funde dokumentiert. Aus dem sechsten Jahrhundert vor Christus sind Aufzeichnungen erhalten, die im Prinzip auch heute noch Gültigkeit haben. Die Systematisierung der Energiepunkte und die Behandlungsmethoden zur Lenkung der Energien wurden im wesentlichen beibehalten; die geistig-philoso-

Seit Jahrtausenden bewährt

---

* Die unter dem Namen Shiatsu bekannte Massageform hat ebenso zum Ziel, die Lebenskräfte anzuregen. Shiatsu ist japanischen Ursprungs und bedeutet »Fingerdruck«.

phischen Grundlagen der Heilkunde aber waren jeweils von kulturellen Entwicklungen geprägt.

Der sagenumwobene »Gelbe Kaiser« (Huang-ti; 2698 bis 2598 vor unserer Zeitrechnung) hat das damalige Wissen um die Wirkung der Energien im menschlichen Körper in ein System gebracht, mit dessen Hilfe wir heute noch arbeiten. Der legendäre Herrscher soll außerdem das Rad und das Geld erfunden sowie ein Musiksystem und eine Gestirnsordnung eingeführt haben.

Unverständnis führte zur Ablehnung

Chinas Geschichte und seine Kultur hatten für uns Europäer lange Zeit viel Geheimnisvolles, Mystisches an sich. Erst im 17. Jahrhundert berichteten nach Europa zurückkehrende Missionare ausführlich über die chinesische Kultur. Jene von ihnen, die dann auch in Europa Kranke mit chinesischen Heilmethoden behandelten, beispielsweise mit Fingerdruck, Massage oder Nadelung, nahm man nicht ernst. Das chinesische Behandlungssystem wurde als rückständig bezeichnet, obwohl die Chinesen lange Zeit vor den Europäern das Porzellan, das Papier, den Buchdruck und das Schießpulver (chinesisches Feuerwerk) erfunden hatten – und obwohl sich die chinesische Medizin mit ihren Methoden über Jahrtausende in der Praxis bewährt hatte.

Erst im Jahre 1939 schrieb der französische Diplomat Soulié de Morant, der einige Zeit in China gelebt hatte, ein Werk über die Akupunktur, in dem diese Heilmethode zum ersten Mal in Europa als hochentwickeltes Behandlungsverfahren dargestellt wurde.

Die größten Schwierigkeiten bei der Übernahme von Akupunktur und Akupressur in Europa entstanden aufgrund der mit dieser Heilkunde verbundenen Betrachtungsweise (→ Seite 72), die infolge der großen kulturellen Bedeutungsunterschiede als Mystik mißverstanden wurde. Auch Sprachprobleme und Übersetzungsfehler trugen dazu bei, daß beide Heilmethoden mit großer Skepsis betrachtet wurden.

Wissenschaft kontra Naturgesetze

Die Chinesen haben ein eigenes Verständnis vom Leben, von der Natur, von Gesundheit und Krankheit, vom Menschen und dem Universum entwickelt, das für uns oft schwer nachvollziehbar ist. Wir können kaum begreifen, daß die Chinesen schon vor Jahrtausenden Kenntnisse von den Gesetzen des Lebens und des Universums hatten, die uns bis heute verborgen geblieben sind. Wir haben gelernt, an das zu glauben, was wissenschaftlich bewiesen werden kann, und dabei übersehen, daß die Gesetze der Natur und des Universums ihre Gültigkeit unabhängig davon haben, ob unser Verstand sie zu fassen vermag oder nicht. Dem naturwissenschaftlich-erklä-

Akupressur und Akupunktur

renden Denken sehr verbunden, können wir es verstandesmäßig kaum erfassen, was ein Punkt an der Großzehe mit der Bauchspeicheldrüse zu tun haben soll – noch dazu, wo keinerlei direkte Verbindung von den Punkten zu den Organen (oder Organgruppen) nachzuweisen ist. Wir sind gewohnt, den menschlichen Körper in erster Linie als Materie zu betrachten, während er für die chinesische Heilkunde vor allem ein Energiesystem ist mit einander entgegenwirkenden und einander ergänzenden Kräften (→ Seite 72), die es im Gleichgewicht zu halten gilt. Wenn wir uns das bewußt machen, dann hat die Akupressur weniger Geheimnisvolles an sich.

Akupressur – richtig gesehen

Mit der Wiederentdeckung der Naturheilkunde und ihren Möglichkeiten bei der Behandlung von Krankheiten und zur Vorbeugung erlangten auch fernöstliche Heilmethoden bei uns zunehmende Bedeutung.

Sensationelle Erfolge der Akupunktur fanden in den Massenmedien große Beachtung: Im Jahre 1971 erkrankte ein Mitarbeiter der New York Times in China an einer Blinddarmentzündung. In einem Pekinger Krankenhaus wurde er bei nur örtlicher Betäubung durch Nadelstichanalgesie* operiert und konnte somit den Eingriff bei vollem Bewußtsein beobachten.

Sichtbare Erfolge

In Österreich wurde die Methode der Akupunktur schlagartig einer breiten Öffentlichkeit bekannt, als in Wien 1972 eine Patientin während einer Mandeloperation durch wenige Nadelstiche schmerzfrei gehalten wurde: Heute sind Operationen, bei denen der Patient mit Hilfe von Akupunktur schmerzfrei ist, keine Seltenheit mehr.

Es war vor allem das Verdienst Mao Zedongs, daß die traditionellen Methoden der chinesischen Heilkunde wieder bekannt wurden; er sagte 1958: »Die chinesische Medizin und die Pharmakologie (Arzneimittellehre) sind eine reiche Schatzkammer. Man muß sich anstrengen, sie zu erforschen und weiterzuentwickeln.«

Heute ist die chinesische Heilkunde eine gelungene Verbindung von moderner Medizin und traditioneller Heilkunde. Es ist zu wünschen, daß auch in Europa Schul- und Naturmedizin einen Weg verstärkter Zusammenarbeit und gegenseitiger Ergänzung finden; alle Betroffenen – sowohl Ärzte als auch Patienten – würden davon nur profitieren.

Wünschenswerte Zusammenarbeit

---

* Analgesie = Aufhebung der Schmerzempfindung

Die chinesische Energielehre

Ganzheitliche Sichtweise

Die Basis der chinesischen Heilkunde ist ein besonderes Verständnis vom Menschen und seiner Beziehung zu Natur und Universum. In den Ursprüngen der europäischen Medizingeschichte finden wir Leitgedanken, die der chinesischen ganzheitlichen Sichtweise sehr ähnlich sind. So heißt zum Beispiel bei dem altgriechischen Arzt Hippokrates (460 bis 377 vor Christus) ein einleitendes Kapitel zu den medizinischen Abhandlungen »Beschaffenheit der ewigen Dinge«, auch wird die Frage nach dem »Urgrund allen menschlichen Seins« gestellt. Im *Corpus Hippocraticum,* den gesammelten Werken der hippokratischen Schule, lesen wir: »Der Ausgangspunkt der Medizin liegt ... in der Beschaffenheit der ewigen Dinge. Denn man kann unmöglich das Wesen der Krankheiten kennenlernen, das doch den Forschungsgegenstand unserer Kunst bildet, wenn man nicht die Natur selbst und den in ihrer Entwicklung sich manifestierenden Urgrund kennt ...«

Der griechische Philosoph Plato hat vor fast 2500 Jahren niedergeschrieben, was für die moderne Medizin mehr denn je Gültigkeit hat: »Die Heilung vieler Leiden ist den Ärzten unbekannt, weil sie keine Kenntnis vom Ganzen haben. Denn ein Teil kann nur gesund sein, wenn das Ganze gesund ist ... Das ist der große Irrtum unserer Tage bei der Behandlung des menschlichen Körpers.«

Solche Ansätze wurden im Laufe der Jahrtausende durch die naturwissenschaftlich-technische Orientierung verdrängt; der Mensch wird eher als biologisch-funktionales System gesehen, während die Naturheilkunde von einem harmonischen Energie- und Lebenskräftesystem ausgeht. Der Heilkunde der Chinesen liegt ein einheitliches Konzept über das »Ganze«, das »Letzte« der Dinge zugrunde: die Energielehre.

Heilkunde und Philosophie

Die chinesische Medizinphilosophie kennt rund ein Dutzend Grundformen und doppelt so viele Nebenformen von Energie. Der wichtigste Aspekt der chinesischen Sichtweise vom energetischen Geschehen im menschlichen Körper soll kurz vorgestellt werden:

Alle Aussagen der chinesischen Energielehre sind Philosophie und medizinische Theorie. Die chinesische Philosophie setzt die äußere Welt des Menschen (den Makrokosmos) in Verbindung zu seinem Leben (den Mikrokosmos). Das Weltall, die äußere Natur und die Umwelt des Menschen folgen denselben Grundprinzipien wie das Leben des Menschen selbst. Ein Grundpfeiler der chinesischen Medizinphilosophie ist die Identität, der Gleichklang von Mikrokosmos und Makrokosmos. Alle chinesischen Therapieformen gründen auf der Anschauung, daß die Lebensenergie des Menschen durch ein eigenes System von Kanälen fließt – durch die Energiebahnen (→ auch Seite 9). Im gesunden, im störungsfreien Körper fließt die Lebensenergie CHI gleichmäßig, die beiden polaren Kräfte YIN und YANG sind miteinander im Gleichgewicht. Die Harmonie ist immer dann gestört, wenn eine der beiden Kräfte die Oberhand gewinnt; in dem entstehenden Ungleichgewicht fühlt sich der Mensch nicht wohl, er ist krank. Es muß dann alles unternommen werden, um die Kräfte wieder auszubalancieren. Erst wenn das Gleichgewicht wiederhergestellt ist, kann der Mensch wieder gesund sein. Auch in der Antike verstand man Gesundheit und Krankheit als bestimmtes Verhältnis der Körpersäfte (Blut, Galle, Schleim) zueinander.

Harmonie = Gesundheit

Disharmonie = Krankheit

Symbol für Yin und Yang als untrennbar, einander ergänzende Polaritäten.

Gesund und krank sind also keine Zustände, sondern Phasen eines Prozesses, der als »Fließgleichgewicht« bezeichnet wird – am ehesten vergleichbar dem Radfahren: In Bewegung können wir die Balance gut halten, wenn wir stehenbleiben, fallen wir um.
Im *Buch der Wandlungen,* einem für das chinesische Denken grundlegenden Werk, heißt es: »Einmal Yin – einmal Yang – das ist das Tao.« Das Tao ist Gottheit, zugleich Weg und Ziel, ist Anfang und Ende, ist das große Nichts und zugleich Quelle allen Seins. Das Symbol für das Tao ist der volle Kreis, das Schriftzeichen besteht aus Symbolen von Kopf und Fuß. Sie bedeuten die Verbindung von Himmel und Erde, von Denken und Gehen, die Einheit von Geist und Bewegung. Das Tao kann mit Worten nicht beschrieben werden; im *Tao-te-king,* dem wichtigsten Werk des Philosophen Laotse, lesen wir: »Der Wissende redet nicht, der Redende weiß nichts.«
Yin-Yang heißt eigentlich Kräfteverteilung, Energiegleichgewicht oder polarisierte Energie. Für das chinesische Denken ist – wie gesagt – alles Geschehen Ergebnis der jeweiligen Kräfteverhältnisse – alle Ereignisse sind demzufolge Ergebnis des Zusammenwirkens

Yin-Yang = Energiegleichgewicht

Wie wirkt Akupressur?

Gegensätzlichkeiten sind untrennbare Einheit

von Kräften oder Energien*. Es gibt in der chinesischen Philosophie keine einander ausschließenden Gegensätzlichkeiten; Yin und Yang sind dauernd als Gestaltungs- und Zersetzungskräfte wirksam.
Werfen wir nochmals einen Blick auf das Symbol: Die beiden Halbkreise entsprechen den Urpolaritäten Yin und Yang, beide strömen aus dem Tao – es gibt kein Yang ohne Yin und in jedem Yin ist Yang enthalten. Bewegung und Ruhe, Tag und Nacht sind nicht Gegensätze, sondern gehören zusammen; Es gibt keine Bewegung ohne Ruhe; Tag ist ohne Nacht nicht denkbar. Diese untrennbare Einheit, diese Harmonie ist grundsätzlich überall zu finden – in der Nahrung** ebenso wie im Denken, in der Persönlichkeit eines Menschen genauso wie im menschlichen Zusammenleben.

Körper, Seele und Geist =

Ein ausgewogenes Verhältnis von Yin und Yang ist Voraussetzung für die Gesundheit von Körper, Seele und Geist und ihre Grundlage. Als Wurzel aller Störungen und Krankheiten ist das Ungleichgewicht von Yin und Yang zu sehen. Die Natur des Menschen ist der ständige Ausgleich von Yin und Yang. Beide Polaritäten streben nach Vereinigung und Harmonie. Als Grundprinzip wird allgemein formuliert: Das Yang belebt das Yin (Yang ist die Energie), das Yin erhält das Yang (Yin ist das Material). Dabei ist das eine nicht besser als das andere; es ist einfach anders. Es ist eine andere Ausprägung desselben Grundstoffes.

= sich beeinflussende Kräfte

Dadurch, daß wir die nach Harmonie strebenden Polaritäten in uns akzeptieren, schaffen wir die Voraussetzung für Wohlbefinden, für besseres Selbstverständnis und für körperlich-seelische Ausgeglichenheit – weil die Lebensenergie ungehindert fließen kann.

Wie wirkt Akupressur?

Die eindrucksvollen Erfolge von Akupunktur und Akupressur haben viele medizinische Forschungsstellen veranlaßt, den Wirkungsmechanismen dieser Heilmethoden auf den Grund zu gehen. Es gibt

---

* Auf eine ausführliche Darstellung der Fünf-Elemente-Lehre und des Meridiansystems wird in dieser Einführung verzichtet (Spezialliteratur → Seite 77).
** So enthält zum Beispiel Yang-Nahrung mehr Keimkraft und kann länger gelagert werden, Yin-haltige Nahrung verdirbt leichter. Wer in einer Yang-Umwelt (eher heiß und trocken) lebt, soll durch mehr Yin-Nahrung für einen Ausgleich sorgen, bei starker körperlicher Anstrengung benötigt der Mensch generell mehr Yang-, bei geistiger Arbeit mehr Yin-Nahrung. Wichtig für den energetischen Zustand ist auch die Zubereitung der Nahrung.

Wie wirkt Akupressur?

zwar viele Spekulationen über die Wirkung von Akupressur, aber noch keine Erklärungsmodelle, die widerspruchsfrei akzeptiert werden. Für die Selbstbehandlung ist nicht in erster Linie wichtig, wie diese Heilmethode wirkt, sondern daß sie wirkt; dennoch möchte ich einige Richtungen von Forschungsprojekten und Meßreihen andeuten, mit denen die Wissenschaft Akupressur und ihre Wirkung über die Reizung bestimmter Punkte zu erklären versucht.

Der erste Schritt: Vertrauen in die Methode

Oft hört man das Argument, die Wirkung beruhe auf Suggestion und es werde nur ein Placebo-Effekt, ein Scheinerfolg, erzielt. Dem ist einfach zu widersprechen: Akupunktur und Akupressur funktionieren auch bei Bewußtlosen und auch bei Tieren.

Eindrucksvolle Erfolge hat heute die vom Fachmann durchgeführte Akupunktur bei der Therapie folgender Störungen: Falsche Zusammensetzung des Blutes (infolge einer Überproduktion der roten Blutkörperchen), Funktionsstörungen des Herzens, der Atmungs- und der Verdauungsorgane, Störungen des Nervensystems und des Knochen- und Muskelapparates. Mit Hilfe von Blutuntersuchungen, elektrokardiographischen Methoden (Aufzeichnung der Herzstromkurve) und spirometrischen Methoden (Messung der Atmungswerte) wurden Behandlungserfolge der Akupunktur nachgewiesen.

Heilerfolge sind nachgewiesen

Es gilt außerdem als erwiesen, daß an den Heil- oder Reizpunkten und den Meridianen besondere energetische (elektrische) Zustände herrschen: die Leitfähigkeit der Haut ist an den Behandlungspunkten größer als in deren Umgebung.

Auch wird neuerdings die Meinung vertreten, daß auf der Haut und im Körper ein Informationssystem verläuft, das sich noch vor dem Zentralnervensystem im Embryonalstadium ausbildet. Damit sind wir in einem der schwierigsten Bereiche von Biologie und Medizin: beim Nervensystem. Hier gibt es erstaunlich viele Nahtstellen zwischen der jahrtausendealten Erfahrungsmedizin und neuesten Forschungsergebnissen der Physiologie, der Lehre von den Lebensvorgängen. Die Nervenfasern in der Haut übertragen viele Reize, zum Beispiel Kälte, Hitze oder Druck. Erst im Gehirn wird ein Reiz als »Schmerz« identifiziert. Zwei Arten von Nervenfasern sind für diese Reizweiterleitung durch den Körper ins Gehirn verantwortlich: die einen leiten alle Reize langsam weiter, die anderen leiten vorwiegend kräftige Reize mit Höchstgeschwindigkeit weiter. Wird nun ein starker Reiz auf einer schnellen Bahn weitergeleitet, dann ist für alle anderen weniger ausgeprägten Reize dieser Informationsstrang blockiert. Diese Tatsache – daß die Schmerzweiterleitung unterbunden werden kann – erklärt die Erfolge der Nadelstichanalgesie.

Reizweiterleitung über Nervenfasern

Wie wirkt Akupressur?

Produktion körpereigener Schmerzmittel

Ein kanadischer Wissenschaftler hat überdies nachgewiesen, daß Akupunktur und Akupressur die Produktion von körpereigenen Schmerzmitteln (Endomorphine) anregt – in diesem Zusammenhang interessant: Die vom Gehirn freigesetzten Morphine wirken ebenso intensiv wie das Schmerzmittel Morphium.

Weitere Beweisverfahren beschäftigen sich mit elektrischen Messungen des Hautwiderstandes, mit der Gewebebeschaffenheit der Reizpunkte und der Beeinflussung von Überträgerstoffen im Gehirn*.

In Los Angeles untersuchte der Forscher H. Motoyama in einem eigenen aufwendigen Forschungsprojekt die Energiebahnen des menschlichen Körpers. Das Ergebnis: Die Lebensenergie fließt nicht – wie angenommen – durch die Bahnen des Nervensystems, sondern in eigenen physiologisch nachweisbaren Kanälen; diese sind möglicherweise identisch mit dem bereits erwähnten Informationssystem, das sich noch vor dem Zentralnervensystem im frühen Embryonalstadium ausbildet.

Ein Forschungsprojekt des Anatomischen Instituts der Universität Witten/Herdecke beschäftigt sich ausführlich mit der Morphologie (Gestalt und Form) der Akupunkturpunkte. Diese Punkte werden als »spezifisch strukturierte Bündel« beschrieben, welche aus einem speziellen Gefäß-Nervenbündel bestehen und die oberfläche Körperfaszie (dünne, sehnenartige Muskelhaut) durchstoßen. Da gerade im Bereich der Akupunkturpunkte diese Bündel eine besondere Form und Lokalisation aufweisen, kann auch auf eine besondere Funktion geschlossen werden. Neueste Forschungsarbeiten bestätigen also jahrtausendealtes Erfahrungswissen.

Aktivierung der Selbstheilungskräfte

Die natürliche Regenerations- und Heilungsfähigkeit des Körpers bedarf keines naturwissenschaftlichen Beweises. Jeder kennt diese Kräfte von der Verheilung kleiner Schürfwunden oder größerer Operationswunden. Wir haben verlernt, mit den Selbstheilungskräften des Körpers umzugehen. Wir sind zum Teil auch nicht in der Lage, diese Energien zu unterstützen, weil wir uns entsprechender Maßnahmen nicht mehr bewußt sind. Akupressur hilft Ihnen diese Energien wieder wahrzunehmen. *Akupressur aktiviert die in jedem von uns vorhandenen Selbstheilungskräfte* – unabhängig davon, ob wir diesen Vorgang verstandesmäßig begreifen oder beweisen können.

---

* Überträgerstoffe im Gehirn = Neurotransmitter. Diese Substanzen übertragen Informationen von Nervenzelle zu Nervenzelle; sie beeinflussen alles Geschehen im Organismus – bewußte wie unbewußte (instinktive) Vorgänge.

Zum Nachschlagen

Bücher, die weiterhelfen

Beck, Dieter, *Krankheit als Selbstheilung.* Insel Verlag, Frankfurt
Brinkmann, Manfred/Franz, Michael (Hrsg.), *Nachtschatten im weißen Land – Betrachtungen zu alten und neuen Heilsystemen.* Verlagsgesellschaft Gesundheit, Berlin
Cardas, Elena, *Atmen – Lebenskraft befreien.* Gräfe und Unzer Verlag, München
Dethlefsen, Thorwald/Dahlke, Rüdiger, Krankheit als Weg. Bertelsmann Verlag, München
Haas, Elson M., *Gesund durch alle vier Jahreszeiten.* Scherz Verlag, München
Huang, Chungliang Al, *Tai Ji.* Gräfe und Unzer Verlag, München
Huth, Almuth und Huth, Werner, *Meditation – Begegnung mit der eigenen Mitte.* Gräfe und Unzer Verlag, München
Kappstein, Stefan, *Akupressur bei Kindern.* Hippokrates Verlag, Stuttgart
Langen, Dietrich, *Autogenes Training für jeden.* Gräfe und Unzer Verlag, München
Lowen, Alexander, *Der Verrat am Körper.* Rowohlt Taschenbuch Verlag, Reinbek
Hopfenzitz, Petra, Lützner, Hellmut, *Fasten und Meditation.* Gräfe und Unzer Verlag, München
Metzner, Klaus, *Shiatsu – Heilsame Berührung.* Gräfe und Unzer Verlag, München
Milz, Helmut, *Ganzheitliche Medizin.* Athenäum Verlag, Königstein
Pálos, Stephan, *Chinesische Heilkunst.* Scherz Verlag, München
Peterson, Liselotte und Hans, *Für eine andere Medizin – Bewährte Naturheilverfahren.* Fischer Taschenbuch Verlag, Frankfurt
Porkert, Manfred, *Die chinesische Medizin.* Econ Verlag, Düsseldorf
Schindler, John A., *Die Heilkraft des seelischen Gleichgewichts.* Biederstein Verlag, Gustav End & Co., München
Stellmann, H. Michael, *Kinderkrankheiten natürlich behandeln.* Gräfe und Unzer Verlag, München
Stumpf, Werner, *Homöopathie.* Gräfe und Unzer Verlag, München
Wagner, Franz, *Medizin – Momente der Veränderung.* Springer Verlag, Heidelberg
Wagner Franz, *Medizin zwischen Utopie und Wissenschaft.* Trauner Verlag, Linz
Wagner, Franz, *Medizinisches Denken und Handeln – Eine sozialwissenschaftliche Visite.* Universitätsverlag Trauner, Linz
Wagner, Franz, *Homöopathischer Ratgeber.* Veritas Verlag, Linz/wien
Wagner, Franz, *Reflexzonen-Massage leicht gemacht.* Gräfe und Unzer Verlag, München

Beschwerden- und Sachregister

Adipositas (Fettsucht) 63
Afterjucken 37
Akupressur 5, 69, 71
–, Urformen 7
Akupressur-Punkte 12, 18
Akupressurstäbchen 14
Akupunktur 12, 69, 71
Alarmpunkt 13
Angst 52
Angstzustände 20
Anorexie 22
Anregungspunkt 12
Antriebslosigkeit 29
Antriebsschwäche 20, 66
Appetitlosigkeit 22
Appetitwechsel 22
Atembeschwerden 23
Atemnot 20

Bauchschmerzen 24
Behandlungspunkt 13, 18
Behandlungsregeln 15, 19
Beinschmerzen 25
Beklemmungsgefühl 23
Beruhigung 16
Beruhigungspunkt 12
Beschwerdebilder 18
Beschwerden, chronische 14
Bettnässen 26
Bewegungseinschränkung 35, 56
Blähungen 24, 47
Blasenschwäche 26
Blasenstörungen 27
Bluthochdruck 28
Blutniederdruck 29
Bronchialmuskulatur, Verkrampfung 23
Brustschmerzen 20

CHI 73
chinesische Heilkunde 9, 71, 72

Darmträgheit 65
Drücken (Grifftechnik) 14
Durchblutungsstörungen 30
Durchfall 31

Ellbogenschmerzen 32
Empfindungsstörung in Armen und Schultern 56
Encephaline 59
Endomorphine 59, 76
Energie, körpereigene 69
Energieausgleich 9
Energiebahnen 9, 10/11, 73, 76
Energiegleichgewicht 73
Energiehaushalt 6
Energiemangel 49
Energiepunkte 69
Energiesystem 69
Erbrechen 55
Erkältung 33
Ernährung 65
Erstbehandlung 14

Fettsucht 63
Fieber 33
Fließgleichgewicht 73
Frigidität 61

Gallenblasen-Funktionsstörungen 34
Gallensteine 34
Gebärmuttermuskulatur, Krämpfe 48
Gelenke, Schwellung 35
Gelenkschmerzen 35
Gelenksteifigkeit 35
Genitalbereich, Harmonisierung 54
Gereiztheit, ständige 28
Gesundheit 5
Gesundheitsvorsorge 17
Grifftechnik 14, 18

Hämorrhoiden 37
Halsschmerzen 36
Harmonisierung 17
Harmonisierungspunkt 12
Harndrang, häufiger 54
Harnträufeln 27, 54
Harnverhalten 27
Heilmassage 5
Heilungsfähigkeit des Körpers 76
Heiserkeit 36
Heißhunger 63
Herz-Kreislauferkrankungen 17
Herzklopfen, nervöses 52
Heuschnupfen 60
Hexenschuß 39

Beschwerden- und Sachregister

Hinterhauptschmerzen 42
Hitzewallung 66
Husten 38
Hypertonie 28
Hypotonie 29

Impotenz, ejakulative 61
Ischiasschmerz 39

Klimakterium, Beschwerden 66
Knieschmerzen 40
Konzentrationsschwäche 41
Kopfschmerzen 28, 29, 33, 42, 45,
 51, 64
Krampfadern 25
Krankheit 6
Krankheitsursache 9
Kreislaufanregung 49
Kreislaufbeschwerden 64
Kreislaufstörungen 55

Labilität, psychische 66
Lähmungserscheinung 56
Lebensenergie (CHI) 6, 9, 73, 76
Lebenskraft 5, 9, 6
Leberfunktion, gestörte 49
locus-dolendi-Punkt 32, 40

Magen-Darm-Störungen 46
Makrokosmos 72
Meridiane 69
Migräne 42
Mikrokosmos 72
Monatsblutung, unregelmäßige 48
Müdigkeit 29, 49
Muskelverspannung 39

Nadelstichanalgesie 71, 75
Nase, verstopfte 51
Nasenbluten 50
Nebenhöhlen-Entzündung 51
Nervensystem 75
–, Störungen 63
Nervosität 52
Neurasthenie 52
Niedergeschlagenheit 20
Nikotinabhängigkeit 53

Ohrensausen 28

Partnerbehandlung 13
Phantomschmerzen 59
Polarität 71
prämenstruelles Syndrom 48
Prostatabeschwerden 54
Pubertätsmagersucht 22
Punktieren (Grifftechnik) 14

Rauchen 53
Regenerationsfähigkeit des Körpers 76
Reisekrankheit 55
Reizhusten 38
Reizweiterleitung 75
Rheuma 35
Rheumatische Beschwerden 56
Rückenschmerzen 54, 57

Samenerguß, vorzeitiger 61
Schädeldachschmerzen
Schieben (Grifftechnik) 14
Schilddrüsenfunktion, gestörte 49
Schlaflosigkeit 20, 52
Schlafstörungen 28, 58, 64
Schluckbeschwerden 36
Schmerzen 59
–, akute 14
Schmerzlinderung 16
Schmerzmittel, körpereigene 59, 76
Schmerzweiterleitung 75
Schnupfen 51, 60
Schulter-Arm-Schmerz 67
Schwangerschaft 17
Schweißausbruch 55
Schwindelgefühl 20, 28, 29, 64
Schwingungsmassage-Gerät 13
Schwitzen 20, 52
Sedierungspunkt 12
Seekrankheit 55
Selbstbehandlung 16
Selbstheilungskräfte 76
Selbsthilfe 7,
–, Anleitung zur 8
Sexualstörung 61
Shiatsu 69
Sodbrennen 46
Spannungsausgleich 17
Spannungskopfschmerz 43
Spezialpunkt 13
Stottern 62
Stuhlprobleme 24

Beschwerden- und Sachregister

Tao 73
Teilen (Grifftechnik) 14
Tennisellbogen 32
Tonisierungspunkt 12

Übelkeit 55
Übergewicht 28, 63
Unruhe, allgemeine 52
Unruhe, innere 20, 66
Untergewicht 22
Unwohlsein 24
Urpolarität 71

vegetative Dystonie 64
Verdauungstrakt, Störungen 46
Vereinigen (Grifftechnik) 14
Verkrampfung der Bronchialmuskulatur 23
Verstopfung 37, 65
Völlegefühl 24, 47
Vorsteherdrüse 54

Wach-/Schlafrhythmus, veränderter 58
Wechseljahr-Beschwerden 66
Wetterfühligkeit 29
Wirbelsäulenmuskulatur, Entspannung der 57
Wirbelsäulenprobleme 67

YANG 73
Yang-Meridian 12
YIN 73
Yin-Meridian 12

Zahnschmerz 68

Die Deutsche Bibliothek –
CIP-Einheitsaufnahme

Wagner, Franz:
Akupressur leicht gemacht : Lebensenergie anregen und harmonisieren. Wirksame Selbsthilfe bei Schmerzen, Behandlung akuter und chronischer Beschwerden. Beschwerdebilder von A bis Z, Behandlungspunkte und Massage-Anleitung in Übersichten / Franz Wagner. – Überarb. Neuausg., 2. Aufl. – München : Gräfe und Unzer, 1993
(GU Ratgeber Leben)
ISBN 3-7742-1491-3

2. Auflage der überarbeiteten Neuausgabe 1993
© 1985 Gräfe und Unzer GmbH, München
Alle Rechte vorbehalten. Nachdruck, auch auszugsweise, sowie Verbreitung durch Film, Funk und Fernsehen, durch fotomechanische Wiedergabe, Tonträger und Datenverarbeitungssysteme jeder Art nur mit schriftlicher Genehmigung des Verlages.

Redaktion: Verena Zemme
Korrektorat: Christine Majcen-Kohl
Zeichnungen: Gerlind Bruhn
Titelfoto: Michael Nischke
Herstellung: Felicitas Holdau
Layout: Felicitas Holdau; Heinz Kraxenberger
Umschlaggestaltung: Heinz Kraxenberger
Druck: Buch- und Offsetdruckerei Wagner GmbH
Bindung: Franz Kraus Druckverarbeitung

ISBN 3-7742-1491-3